RECHERCHES

ANATOMIQUES ET CLINIQUES

SUR

L'ENTORSE DES ANKYLOSES

PAR

Le Docteur V. CAMPENON

INTERNE LAURÉAT DES HOPITAUX DE PARIS
(Médaille d'argent 1872. Médaille d'or 1874)
PROSECTEUR A LA FACULTÉ DE MÉDECINE (CONCOURS 1878)
Membre de la Société anatomique
Membre de la Société Clinique de Paris

PARIS
LIBRAIRIE J.-B. BAILLIÈRE ET FILS
19, RUE HAUTEFEUILLE, 19

RECHERCHES
ANATOMIQUES ET CLINIQUES
SUR
L'ENTORSE DES ANKYLOSES

Paris. — Imp. E. Capiomont et V. Renault, rue des Poitevins, 6.

RECHERCHES

ANATOMIQUES ET CLINIQUES

SUR

L'ENTORSE DES ANKYLOSES

PAR

Le Docteur V. CAMPENON

INTERNE LAURÉAT DES HOPITAUX DE PARIS
(Médaille d'argent 1872. Médaille d'or 1874)
PROSECTEUR A LA FACULTÉ DE MÉDECINE (CONCOURS 1878)
Membre de la Société anatomique
Membre de la Société clinique de Paris

PARIS
LIBRAIRIE J.-B. BAILLIÈRE ET FILS
19, RUE HAUTEFEUILLE, 19

1879

INTRODUCTION

Il est de notion presque banale qu'un sujet atteint d'*ankylose* complète ou incomplète se trouve, par là même, prédisposé à certains accidents qui sont dus à un jeu irrégulier de l'article. M. le professeur Gosselin, en attirant un jour notre attention sur ce point de pathologie, nous donna l'idée d'entreprendre le travail que nous publions aujourd'hui. Mettant à profit notre double position d'interne et de prosecteur, nous avons cherché à compléter par des expériences cadavériques ce que la clinique nous avait appris, et à tracer ainsi une histoire complète de ce que nous appellerons, avec l'illustre professeur de la Charité, l'*entorse des ankyloses*, expression heureuse et qui peut se passer de tout commentaire.

Mais nous ne tardâmes pas à reconnaître que nous ne pouvions aborder avec fruit l'expérimentation et la pathologie qu'après avoir étudié dans tous ses détails l'état normal (si nous pouvons nous permettre cette expression) des ankyloses.

C'est l'ensemble de ces recherches que nous presentons dans ce travail qui se divise naturellement en trois parties :

Anatomie et physiologie des ankyloses,
Expériences cadavériques,
Étude clinique sur l'entorse des ankyloses.

Nous avions eu la pensée de chercher dans une dernière partie à établir un parallèle entre l'entorse et le redressement des ankyloses, entre le fait accidentel et l'acte chirurgical; mais nous y avons bien vite renoncé. Les différences sont trop grandes, trop palpables, pour qu'il soit nécessaire d'y insister. Ici, c'est le hasard seul qui intervient; la violence est subite, brutale. Là, au contraire, tout a été mûrement préparé et sagement calculé : on a choisi le moment opportun ; on a dosé la force à employer; on a apprécié les résistances à vaincre; on a agi avec une certaine lenteur alors même qu'on a fait le redressement rapide (1). Ce n'est pas une rupture aveugle, mais une manœuvre intelligente. Et puis, quelle différence aussi dans les soins consécutifs : d'une part, un blessé qui néglige l'accident qui vient de l'atteindre, ou ne reçoit que plus ou moins tard les secours qui lui sont nécessaires;

(1) C'est avec intention que nous laissons dans l'ombre la méthode audacieuse du redressement brusque instantané. Grâce aux progrès de la science et aux travaux de Bonnet en particulier, la force brutale a disparu de la thérapeutique des ankyloses, et la machine de Louvrier n'a plus sa place indiquée que dans l'histoire de l'empirisme, malgré quelques tentatives isolées faites de temps à autre pour remettre ce procédé en honneur.

d'autre part, au contraire, un membre qui, à peine redressé, est immobilisé avec soin et surveillé avec une minutieuse attention.

Et si nous avions besoin d'une comparaison pour rendre notre pensée encore plus nette, nous dirions que l'entorse des ankyloses est au redressement ce que la plaie accidentelle est à l'incision chirurgicale.

C'est à ce titre que nous attirons tout spécialement l'attention sur une observation empruntée à la thèse de M. Cartade (1), et que nous rapportons plus loin. Le même malade eut une arthrite avec exagération de son ankylose première à la suite d'une entorse, tandis qu'il pouvait marcher avec l'appui d'une simple canne quinze jours après un redressement opéré par M. Lannelongue.

(1) *De l'ankylose incomplète du genou*, thèse de Paris. 1873, p. 51.

PREMIÈRE PARTIE

ANATOMIE ET PHYSIOLOGIE DES ANKYLOSES

Nous sommes bien loin du temps où Lacroix pouvait écrire : « Certainement si l'on trouvait dans les livres une bonne description de l'ankylose, l'on n'aurait pas eu recours dans ces derniers temps à la violence aveugle de ces instruments qui étaient dignes des bourreaux du quinzième siècle, lorsqu'ils brisaient les membres des condamnés (1). »

Des recherches nombreuses ont été entreprises et poursuivies soit en France, soit à l'étranger. On a compris que pour établir en toute connaissance de cause les règles de l'intervention chirurgicale au double point de vue de la prophylaxie et du traitement ultérieur, il fallait, avant tout, chercher à pénétrer les conditions pathogéniques et approfondir l'étude des lésions multiples aboutissant au symptôme commun, ankylose.

(1) *Mémoire anatomico-pathologique sur l'ankylose* (*Annales de la chirurgie*, 1843, t. IX, p. 438).

Malgré la multiplicité et la valeur inconstestable de ces travaux, nous avons pu nous convaincre qu'un certain nombre de faits, secondaires peut-être, mais importants cependant, étaient les uns à peine mentionnés, les autres entièrement passés sous silence. C'est à combler ces lacunes, c'est à répondre à ces desiderata que nous nous sommes plus spécialement attaché dans ce chapitre. Ainsi s'expliquent les développements assez longs que nous donnerons à certains points, tandis que nous nous contenterons de rappeler brièvement ce qui est signalé par tous et partout. Nous avons tenu autant que possible à ne négliger aucun détail, convaincu qu'une étude anatomo-physiologique aussi complète que possible peut seule conduire à une saine interprétation des faits pathologiques.

Mais avant d'aller plus loin, nous croyons devoir préciser nettement la valeur du mot ankylose et le sens que nous entendons lui donner :

« On donne le nom d'ankylose, disent les auteurs du Compendium, à un état des articulations mobiles qui diminue l'étendue de ses mouvements naturels ou les empêche entièrement (1). » Cette définition est, à peu de chose près, celle que nous trouvons dans les traités classiques de Nélaton (2), de

(1) *Compendium de chirurgie pratique*, t. II, p. 469.
(2) *Éléments de pathologie chirurgicale*, par Nélaton, t. II, p. 780.

Follin et Duplay (1), de Holmes (2), dans les articles des Dictionnaires (3 et 4), dans les différentes monographies, etc.

A ces termes un peu vagues, nous préférons la définition suivante empruntée au cours de pathologie externe professé à la Faculté de médecine par M. le professeur Guyon, pendant le semestre d'été 1878. « L'ankylose est un état pathologique *permanent* des articulations mobiles qui diminue *mécaniquement* l'étendue des mouvements naturels ou les abolit complètement. » Nous y trouvons inscrites, en effet, deux notions précieuses : l'ankylose est un fait permanent; l'obstacle au mouvement est d'ordre mécanique. A ces deux données, que l'on peut nommer positives, nous en ajouterons une troisième, celle-ci négative, à savoir : l'absence de tout travail morbide encore en voie d'évolution.

Nous définirons donc l'ankylose : *un état pathologique permanent des articulations mobiles qui succède à une maladie articulaire guérie, diminue mécaniquement l'étendue des mouvements naturels ou les abolit complètement.*

Nous prenons ici le mot guérison dans son sens le plus absolu, car nous ne saurions admettre avec

(1) *Traité élémentaire de pathologie externe*, par Follin et Duplay, t. III, p. 428.

(2) *A systeme of surgery edited by Holmes*, t. IV, p. 67.

(3) *Nouveau Dictionnaire de médecine et de chirurgie pratiques*, art. ANKYLOSE, par Denucé, t. II, p. 518.

(4) *Dictionnaire encyclopédique des sciences médicales*, art. ANKYLOSE, par Ollier, t. V, 1re partie, p. 183.

Bonnet (1) qu'il puisse s'agir de guérisons partielles. Si l'on peut, en effet, comme le chirurgien de Lyon prend lui-même le soin de le constater, comparer l'ankylose à la cicatrice et au cal, on n'est pas plus en droit de prononcer le nom d'ankylose tant que l'arthrite existe que de dire cicatrice pour une plaie encore en partie béante, ou cal pour une fracture incomplètement consolidée. Dans l'un et l'autre cas il faudra, de toute évidence, user d'une épithète, d'un qualificatif, qui indiquent nettement les conditions dans lesquelles se trouvent: ici, la solution de continuité; là, le travail de consolidation; ailleurs, l'affection articulaire. Mais nous avons plus que l'analogie et le simple raisonnement pour nous guider dans cette manière de voir, la clinique nous force à admettre une distinction absolue entre l'ankylose en voie d'évolution et l'ankylose confirmée. Ne voyons-nous pas chaque jour des tumeurs blanches, dont on avait espéré triompher, présenter une nouvelle poussée qui remet tout en question? Il y avait immobilité presque absolue; quelques semaines plus tard, la mobilité a reparu. Et si ces faits ne suffisent pas, nous invoquerons le témoignage de Malgaigne, lorsqu'il insiste avec tant de soin sur la nécessité d'explorer méthodiquement les articulations et de s'assurer qu'elles ne sont plus malades avant de chercher à les mobiliser (2). Au

(1) *Traité des maladies des articulations*. 1845; t. II, p. 129.

(2) *Leçons d'orthopédie*, par Malgaigne, recueillies et publiées par MM. Guyon et Panas. 1862, p. 65.

lit du malade, la distinction est souvent difficile, nous le reconnaissons ; mais est-ce une raison pour confondre deux états essentiellement différents?

La définition que nous avons adoptée, en précisant nettement les termes de la question, nous permet d'éliminer de suite et de laisser hors cadre tout ce groupe d'immobilités articulaires désignées par les uns sous le nom de fausses ankyloses, par les autres sous celui d'ankyloses extra-articulaires et qui reconnaissent pour cause : ici, la rétraction des muscles ; là, une cicatrice vicieuse; ailleurs, la présence d'une masse fibreuse périphérique, ou bien encore l'incrustation calcaire d'un tendon.

Du moment, en effet, où nous admettons que l'ankylose est toujours la conséquence d'une lésion articulaire, nous n'avons à nous occuper que des modifications anatomiques intéressant directement les parties constituantes de l'article :

Surfaces articulaires,
Synoviales,
Ligaments.

Nous réservant toutefois de signaler les lésions extra-articulaires qui peuvent coexister et qui créent comme autant de complications.

Surfaces articulaires. — Elles peuvent être saines, dépolies, déformées, mais elles peuvent surtout être plus ou moins solidement rattachées l'une à l'autre par un tissu de nouvelle formation.

L'*intégrité* absolue des surfaces n'est pas très rare dans les cas d'ankyloses incomplètes. Nous l'avons, entre autres, constatée très nettement dans un cas d'ankylose du coude qui, à en juger par de nombreuses cicatrices disséminées sur le bras et l'avant-bras, avait dû prendre sa source dans une arthrite par propagation. Dans ce cas, sur lequel nous aurons d'ailleurs occasion de revenir, les modifications de la synoviale étaient le principal obstacle au mouvement. Mais nous croyons qu'il ne faut pas trop exagérer la fréquence de ces faits et surtout nous ne saurions admettre, comme nous espérons le démontrer bientôt, qu'ankylose incomplète lâche soit le synonyme constant d'intégrité complète des surfaces osseuses.

Le dépoli des surfaces, en tant qu'usure et ulcération des cartilages, ne nous arrêtera pas longtemps. On a beaucoup parlé, il est vrai, de la sécheresse de l'articulation, du dépoli des cartilages comme cause d'immobilité partielle; mais il nous semble qu'on a singulièrement exagéré les choses. Sur un certain nombre de pièces de rhumatisme noueux au début, de tumeurs blanches en voie d'évolution, nous avons pu nous assurer que le dépoli pur et simple n'a par lui-même qu'un rôle absolument effacé dans les troubles de mobilité. Le mouvement est difficile, il s'accompagne assez souvent de soubresauts, de craquements; mais il est possible cependant jusqu'aux limites normales ou à peu près. Pour nous résumer en un mot, nous dirons que si le dépoli articulaire, ce qui est incontestable, existe sur un certain nombre de pièces d'ankyloses, il ne faut pas pour cela lui attribuer plus de valeur qu'il n'en a.

Tout autre est l'importance des *déformations*. Toutes les fois que les surfaces seront modifiées dans leur forme, il en résultera nécessairement un obstacle mécanique et permanent aux mouvements. Bien plus, les tentatives accidentelles ou voulues de mobilité resteront inutiles ou exposeront à de véritables accidents tels que fracture ou luxation.

Ces déformations peuvent être rangées sous deux grands chefs différents suivant la nature de l'affection initiale, car c'est ici surtout que l'on peut dire avec M. Ollier : « Une circonstance domine toutes les autres, c'est la nature de l'affection qui a entraîné l'ankylose (1). »

S'agit-il d'une de ces arthrites chroniques qu'on a laissé guérir dans une position vicieuse, et l'on voit se produire, au niveau des parties soumises à la pression, une destruction partielle par usure et résorption. Ce danger des fausses positions que Bonnet a su mettre en évidence pour toutes les articulations est surtout manifeste à la hanche et au genou. L'ankylose fémoro-tibiale nous intéressant particulièrement au point de vue des entorses, nous

(1) *Dictionnaire de Jaccoud*. Art. ANKYLOSE, p. 191.

croyons devoir rapporter ici les paroles mêmes de Bonnet : « Dans la position fléchie, la partie postérieure des condyles du fémur, dans les points où elle est en contact avec le tibia, est dépouillée de son cartilage et offre une excavation plus ou moins profonde. Les extrémités du tibia s'altèrent de leur côté, quoique moins profondément que les parties du fémur sur lesquelles elles pressent. Si l'on redresse le membre et que le tibia soit ainsi placé dans l'axe du fémur, il reste en arrière de l'articulation un espace vide dans lequel les têtes de ces os ne sont plus en contact ; elles ne se touchent plus que par leur partie antérieure (1). »

Un traumatisme survenant dans de pareilles conditions pourra bien triompher des résistances et modifier pour un instant la direction du membre, mais il ne saurait lui rendre sa forme normale. Un moment séparées, les deux surfaces tendent mécaniquement à se correspondre de nouveau, et, plutôt que de demeurer dans un rapport éminemment instable, elles se luxeront l'une sur l'autre, ainsi qu'on a pu l'observer sur cette malade de Velpeau, opérée par Louvrier et morte quelque temps après de pleurésie. Ces usures par fausses positions sont donc un fait précieux à retenir.

Mais il est un autre mode de déformation des surfaces articulaires non moins important, bien que

(1) *Traité des maladies des articulations*, par Bonnet, 1845, t. II, p. 245.

nous ne le trouvions signalé nulle part d'une façon précise, nous voulons parler des modifications de forme dues aux fractures intra-articulaires.

Nous n'entendons pas parler bien entendu des grands délabrements articulaires tels que ceux dont nous trouvons des exemples, soit au Musée Dupuytren (pièces 89. *b.*, 667, 668, etc.), soit dans l'atlas de Malgaigne (planche VIII, fracture du coude). De pareilles lésions ne sauraient donner lieu à aucune discussion. Mais il est des déformations qui, pour être plus modestes, n'en sont pas moins nécessaires à connaître et sur lesquelles nous tenons d'autant plus à attirer l'attention, qu'elles nous paraissent avoir été complètement négligées jusqu'à ce jour. Nous voulons parler de ces déplacements légers d'un fragment, de ces cals traversant une surface articulaire qui, sans importance peut-être lorsqu'il s'agit d'une articulation lâche, deviennent au contraire un fait considérable lorsqu'ils intéressent une diarthrose serrée et à emboîtement intime.

Nous avions été frappé à diverses reprises, pendant notre internat chez M. Giraldès, de voir, à propos de certaines fractures du coude chez l'enfant, avec quelle rapidité merveilleuse reparaissaient les mouvements que l'on peut appeler moyens ; tandis que ni la flexion, ni l'extension parfaites n'étaient généralement atteintes quand les petits malades quittaient l'hôpital. Il est vrai que le membre était maintenu fléchi à angle droit pendant le travail de consolidation. Or « la flexion moyenne, d'après

Malgaigne, raccourcit surtout les ligaments latéraux et compromet à la fois les mouvements d'extension et de flexion extrêmes, comme on le voit particu lièrement à l'articulation du coude (1), » et l'on pouvait s'expliquer facilement ainsi les résultats que nous venons de rappeler.

Mais certains faits sont venus depuis lors modifier notre manière de voir, et sans vouloir, d'une façon absolue, rejeter l'interprétation fournie par Malgaigne, nous croyons que dans certains cas il y a plus que de la raideur ligamenteuse.

Au mois de juin 1877, sur le point de faire répé ter aux élèves une désarticulation du coude, nous constations une ankylose incomplète de l'articulation. Les mouvements moyens se faisaient librement et sans craquement, mais on ne pouvait ni fléchir complètement l'avant-bras, ni surtout l'amener dans l'axe de l'humérus. Nous disséquâmes la pièce : les parties molles étaient saincs; les ligaments, vus par leur face externe, paraissaient sains. On voyait, il est vrai, le ligament antéricur se tendre pendant les mouvements d'extension, mais cette tension ne nous semblait pas tellement prononcée qu'elle pût être invoquée comme cause de la non-mobilité. Nous pensâmes avoir à faire à la rétraction des ligaments latéraux signalés par Malgaigne, et, curieux de constater ce qu'ils deviendraient sous l'influence d'une traction forcée, nous suspendîmes

(1) *Traité des fractures et des luxations*, t. I, p. 137.

à l'avant-bras un poids de 20 kilogr. environ, tandis que l'humérus était solidement maintenu dans un étau. Aucun résultat appréciable ne se produisant, nous eûmes recours à l'extension brusque et violente : un craquement net se fit entendre, et l'extension fut non-seulement atteinte, mais dépassée ; le ligament latéral interne était rompu et le cubitus luxé en arrière. Jusque-là, rien que de classique. Mais quand nous voulûmes ensuite réadapter les surfaces pour bien nous rendre compte du mécanisme de la luxation, nous constatâmes que l'obstacle aux mouvements était principalement, pour ne pas dire entièrement, lié à une malformation de l'extrémité inférieure de l'humérus, dont les creux olécranien et coronoïdien étaient beaucoup moins prononcés que d'habitude. Lorsqu'on imprimait des mouvements au cubitus, on voyait, au bout d'un parcours relativement court, le sommet de ses apophyses venir buter contre l'humérus ; ces sommets semblent d'ailleurs, le bec de l'olécrane en particulier, légèrement émoussés. Toutefois, nous ne pouvons donner ce dernier fait que d'une façon très réservée, car, ayant négligé de conserver l'autre bras qui jouissait de tous ses mouvements, nous n'avons pu faire une comparaison qui eût été nécessaire. Quant à la cause même de cet effacement des cavités humérales, elle paraissait très nettement être le résultat d'une fracture ancienne de la trochlée. L'extrémité inférieure de l'humérus, en effet, au lieu d'être plane et transversale, avait une forme légèrement pliée, à sinus antérieur, suivant une ligne oblique commençant à trois travers de doigt au-dessus de l'épitrochlée et aboutissant à la rainure trochléo-condylienne. Cette ligne était d'ailleurs dessinée à la face postérieure par quelques reliefs qui ne permettent guère de douter de la fracture ancienne que nous invoquons.

Une autre fois, au mois de mai dernier, nous avons rencontré de nouveau l'effacement partiel des cavités coronoïde et olécranienne coïncidant avec les traces d'une fracture; mais cette fois la solution de continuité avait été horizontale. Il s'agissait, selon toute apparence, d'un décollement épiphysaire à en juger par le siége même de la fracture. Le cal était doublement vicieux; non-seulement il avait comblé en grande partie, comme nous venons de le dire, les cavités humérales, mais il avait encore fixé le fragment inférieur dans un plan oblique en bas et en arrière par rapport à l'axe de l'humérus.

Ce que nous avons pu constater *de visu* pour l'articulation du coude, existe-t-il aussi pour d'autres articulations? Nous n'hésitons pas à l'admettre, et, pour ne parler que de l'articulation scapulo-humérale, il suffit d'un coup d'œil jeté sur les pièces 91 A et 91 B du musée Dupuytren pour se convaincre que le cal, franchement exubérant, devait s'opposer mécaniquement à la plus grande partie des mouvements, sans qu'il fût besoin d'invoquer la rétraction des faisceaux ligamenteux capsulaires. Ces inductions tirées de l'anatomie, M. de Saint-Germain, dans une clinique récente, les admettait comme un fait démontré et nous sommes heureux d'avoir, à l'appui de la thèse que nous soutenons, l'opinion de l'habile chirurgien des enfants.

Loin de nous cependant l'idée de vouloir élever toute une théorie sur quelques faits épars, et, bien moins encore, de prétendre les opposer aux préceptes cliniques défendus par Malgaigne. Comme lui, comme tous les chirurgiens, nous croyons à l'importance des mouvements précoces imprimés aux articulations qui ont été intéressées non-seulement par un traumatisme voisin, mais même par une fracture pénétrante, à la condition expresse toutefois de s'arrêter de suite, si l'obstacle semble offrir trop de résistance. On doit craindre en pareil cas qu'il soit de nature osseuse; on le craindra d'autant plus que les fractures intra-articulaires n'exposent pas seulement aux déformations des surfaces, mais s'accompagnent encore assez souvent d'après M. Ollier (1) de formations osseuses périphériques.

L'effacement absolu de la cavité articulaire « par le suc osseux ou par une matière approchant de ce suc (2). » a de tous temps fixé l'attention des anatomo-pathologistes et des chirurgiens.

Les soudures osseuses par fusion, par intermède (Cruveilhier), figurent en grand nombre dans les musées (3), et ont été longuement décrites par

(1) *Loco citato.*

(2) *Traité des maladies des os*, par feu M. Petit. 1772, t. I, p. 271.

(3) Houël, *Catalogue des pièces du musée Dupuytren*, t. III, p. 68 et suiv.

tous. Nous ne saurions donc y insister sans sortir du but même que nous nous sommes proposé. Nous ferons remarquer seulement que dans certains cas la soudure osseuse est très incomplète, et n'est représentée que par quelques colonnes osseuses qui pourront se rompre assez facilement. Les soudures par fusion cartilagineuse sont trop rares, trop exceptionnelles, bien que constatées par des auteurs dignes de foi et entre autres par M. Gosselin (1), pour que nous puissions en parler malgré l'intérêt qui s'y rattache au point de vue pathogénique.

Nous tenons par contre à attirer tout spécialement l'attention sur les deux faits suivants qui nous montrent sous deux aspects entièrement différents l'existence d'une couche fibreuse inter-osseuse. Dans l'observation de MM. Duplay et Duret, le cal fibreux (si on veut nous permettre cette expression), maintient les os dans un rapport immuable et semble n'être que le premier degré d'une fusion osseuse ultérieure. Dans la pièce qui nous est propre, au contraire, le cal est lâche, l'article jouit de mouvements assez étendus, il y a en un mot ankylose incomplète. — Ces faits sont d'autant plus intéressants qu'ils viennent compléter, au point de vue anatomique et physiologique, les assertions présentées par M. le professeur Richet dans sa thèse de concours (1850, p. 15 et 23).

(1) *Clinique chirurgicale de l'hôpital de la Charité*, 3e édit., t. II, p. 172.

ANKYLOSE FIBREUSE INTRA-ARTICULAIRE RHUMATISMALE DU COUDE

Immobilité absolue

Communiquée par MM. Duplay et Duret (1).

Il s'agit d'une jeune femme de 26 ans, entrée au mois de mai 1873 dans le service de M. S. Duplay à Saint-Antoine, pour une ankylose incomplète d'un coude, complète de l'autre. Le début de cette infirmité remonte à l'année 1871, époque où elle eut pour la première fois une attaque de rhumatisme qui se localisa plus spécialement sur les articulations huméro-cubitales.

A son entrée, il existe une soudure complète dans le coude du côté droit qui est maintenu dans sa position fixe. L'avant-bras forme avec le bras un angle de 130°. La main est dans la pronation forcée. Tout le membre supérieur est amaigri, mais les muscles répondent cependant à l'électrisation. Le coude gauche est, lui aussi, atteint d'ankylose complète, mais sa flexion à 90° permet à la malade de s'en servir pour manger et pour boire.

Le 15 mai on pratiquait la résection du coude droit. L'opération fut laborieuse. Le fragment enlevé me-

(1) L'anatomie pathologique étant pour nous le point important, nous abrégeons beaucoup, malgré leur intérêt, les détails cliniques et opératoires.

surait 2 cent. en avant et 3 cent. en arrière. Traitée par le pansement ouaté, cette opération n'eut que des suites heureuses et la cicatrisation était complète le 10 juillet. Les mouvements communiqués furent pratiqués dès les premiers jours de juillet, et au moment de la sortie, 25 juillet, tout faisait prévoir une guérison aussi complète qu'avantageuse : la main pouvait être portée à la face et aux cheveux. Il est vrai que la malade négligea plus tard de continuer l'exercice régulier de son membre ; elle n'en conserva pas moins cependant des mouvements suffisamment étendus.

Examen de la pièce (1). — I. *A l'œil nu.* — Les surfaces articulaires des deux os sont réunies par une cicatrice fibreuse très dense. Cette cicatrice, soit au niveau de l'humérus, soit entre le radius et le cubitus, n'a pas plus de 2 mm. d'épaisseur. Sur certains points même, entre l'olécrane et l'humérus, la surface où les deux os s'unissent est comme éburnée.

Il n'y a plus aucune trace de cartilage articulaire.

L'os lui-même, au voisinage, paraît, à l'œil nu, avoir subi la dégénérescence graisseuse. Les aréoles du tissu spongieux sont chargées et remplies d'une graisse jaunâtre. Les travées osseuses sont molles et flexibles.

Dans les points où l'ankylose est moins avancée,

(1) Nous copions textuellement ici les notes que notre ami et collègue M. le docteur Duret a bien voulu mettre à notre disposition avec sa complaisance ordinaire.

au voisinage de la surface articulaire, l'os est rempli d'une moelle embryonnaire; il est rougeâtre et vascularisé. Il existe un peu de raréfaction du tissu osseux; les cloisons sont fragiles.

II. *Au microscope.* — Sur des coupes, portant à la fois sur les deux os et le tissu fibreux qui les réunit, on constate que celui-ci est formé de faisceaux conjonctifs très forts avec quelques cellules embryonnaires en voie d'évolution. Les faisceaux fibreux sont dirigés obliquement, d'une surface vers l'autre. A leur extrémité les fibres semblent se dissocier pour pénétrer une à une dans la substance fondamentale de l'os. Il y a une grande analogie entre cette disposition et celle qui existe normalement au point d'insertion des tendons. Substance calcaire et fibres conjonctives se pénètrent réciproquement. Le tissu fibreux a remplacé à ses extrémités la substance fondamentale de l'os, et ce qui nous confirme dans cette manière de voir, c'est que :

1° Entre les faisceaux fibreux, au voisinage de l'os, existent de grandes aréoles remplies d'une graisse abondante et absolument semblables, comme forme et comme disposition, aux aréoles du tissu spongieux lui-même.

2° Sur certains points des bords du tissu osseux on voit une prolifération embryonnaire, formée de cellules rangées symétriquement et aplaties par leur contact réciproque. C'est tout à fait l'image d'une des phases décrites par Ranvier dans le processus de formation du tissu osseux.

Entre les aréoles remplies de graisse, du tissu fibreux contient des vaisseaux assez abondants et pourvus de globules. Quelques-uns sont volumineux et ont leurs trois tuniques.

Le tissu osseux lui-même est le siège, en général, d'une dégénérescence graisseuse, excepté tout à fait au voisinage du tissu fibreux où, dans une étendue de 1 mm., on voit les cellules embryonnaires que nous avons signalées. Les aréoles ne contiennent plus que quelques rares cellules embryonnaires : tout est devenu vésicules adipeuses. Au voisinage du tissu fibreux, la substance fondamentale paraît avoir subi elle-même une certaine transformation car elle se colore en orange par le carmin.

En résumé : Ankylose fibreuse très-dense parfaitement organisée et incrustée dans l'os à ses deux extrémités à la manière des tendons. — Ostéite raréfiante et graisseuse des extrémités osseuses. — Toute tentative, accidentelle ou chirurgicale, de mobilisation déterminera plutôt la fracture de l'os que la rupture de l'ankylose.

ANKYLOSE FIBREUSE INTRA-ARTICULAIRE MÉTACARPO-PHALANGIENNE

Conservation partielle des mouvements

(Pièce recueillie à l'École pratique).

Homme de trente-deux ans, bien développé, sans apparence de scrofule. Aucun renseignement sur la lésion articulaire. Deux petites cicatrices blanchâtres dont une à la face dorsale et l'autre à la partie externe de l'articulation laissent hésiter entre une arthrite scrofuleuse de l'enfance et la conséquence d'un traumatisme. Nous inclinerions plus volontiers cependant vers la première hypothèse, mais sans pouvoir en donner de motifs précis.

Les parties molles sont saines sauf au niveau des deux cicatrices, déjà indiquées, où elles adhèrent au squelette, d'une façon assez lâche d'ailleurs. Les tendons sont libres, sans adhérence. Les ligaments sont vagues, mal dessinés et représentés seulement par une mince lamelle fibreuse. Les mouvements que l'on imprime ne déterminent aucune tension exagérée de ces restes ligamenteux; ils sont d'ailleurs peu étendus, car le doigt ne peut ni être amené à angle droit, ni être mis dans l'extension complète. Quant aux autres mouvements, de latérabilité, de circumduction, c'est à peine s'ils existent. Les extrémités articulaires sont sensiblement augmentées de volume; à la face dorsale de la tête du métacarpien une petite exostose de forme conique et perpendiculaire s'avance jusque sous la peau qu'elle soulève sans y adhérer.

Les altérations importantes n'apparaissent qu'après une section pratiquée suivant l'axe des os. — La tête du métacarpien est augmentée suivant son diamètre antéro-postérieur, en même temps qu'elle semble usée aux dépens de sa face palmaire, ce qui a pour résultat d'amener la phalange dans une sorte de légère luxation en avant. L'extrémité phalangienne est hypertrophiée aussi et sa face articulaire est plus étendue qu'à l'état normal. Les deux extrémités osseuses sont d'ailleurs formées par un tissu osseux beaucoup plus dense, beaucoup plus serré qu'à l'état normal. — La cavité articulaire fait entièrement défaut : à sa place on voit un tissu d'aspect blanchâtre, légèrement opalin, à stries parallèles s'étendant d'un os à l'autre. Nous sommes en présence d'un véritable ménisque concave d'un côté, convexe de l'autre, mesurant de deux à trois millimètres d'épaisseur (1). Par sa périphérie il se continue sans ligne de démarcation aucune avec la capsule fibro-celluleuse extra-articulaire. Par ses deux faces il adhère intimement, comme nous l'avons dit, au tissu osseux; nous pouvons même ajouter qu'il se confond avec lui, car sur une coupe fine on peut voir une véritable intrication entre les fibres de nouvelle formation et des éléments osseux. Ce ménisque est formé par du tissu conjonctif fibreux qui nous paraît dépourvu de toute cellule et de tout vaisseau (?) et dont les faisceaux sont entre eux dans un parallélisme presque absolu. Nous n'y remarquons pas cet aspect aréolaire, cet entrelacement que présentaient, d'après les auteurs du *Compendium*, certaines pièces analogues.

Il existe des mouvements. Leur mécanisme est assez curieux :

(1) Ces différences de hauteur tiennent à ce que les surfaces osseuses ne sont pas lisses et régulières, mais légèrement mamelonnées.

Lorsqu'on fléchit le doigt, on voit les parties postérieures du ménisque s'incliner en avant et se tendre, tandis que les fibres centrales se couchent presque horizontalement et que les antérieures se froncent et se tassent. L'extension agit de même, mais en sens inverse. En d'autres termes, les faibles mouvements, dont jouit l'article, ne s'accomplissent pas aux dépens de l'élongation et de l'élasticité du tissu interposé, mais bien au contraire par le tassement, et nous dirions volontiers l'écrasement d'une partie du ménisque. Le cal ne cède pas en tant que longueur, mais il se laisse déprimer. Cette souplesse est due à la présence d'une certaine quantité de liquide imbibant toutes les parties du ménisque. Par l'exposition à l'air, en effet, nous avons vu les tissus fibreux pâlir, perdre leur éclat, se ratatiner et finalement constituer une sorte de colonnade irrégulière limitant des espaces vides fort inégaux, et tous, d'ailleurs, de petite dimension.

Le mouvement s'accomplit-il toujours, dans les cas analogues, par un mécanisme identique à celui que nous avons signalé? Nous sommes disposé à l'admettre. Nous devons faire remarquer toutefois que dans un fait observé par Teissier (de Lyon) l'extensibilité est nettement invoquée : « L'astragale et le tibia étaient soudés dans toute l'étendue de leur surface à l'aide d'un tissu blanc fibreux-filamenteux qui permettait encore, par son extensibilité, de très faibles mouvements des deux os l'un sur l'autre» (1). Bonnet paraît disposé, lui aussi, à admettre ce mécanisme, bien qu'il ne fournisse aucun fait personnel.

Au lieu d'un cal complet, nous pouvons trouver seulement, entre les surfaces articulaires, *un certain nombre de tractus*, tantôt isolés, tantôt réunis par groupes. La cavité articulaire existe alors, mais elle est plus ou moins cloisonnée. Nous avons vainement cherché des exemples de cette altération au musée Dupuytren, nous avons même entendu M. Houel déclarer à la Société Anatomique que de pareils tractus, s'ils existent, sont excessivement rares. Nous en avons cependant observé un certain nombre de cas. Une fois même, il n'y avait pas d'autre altération articulaire ou péri-articulaire (Expérience I). Aussi croyons-nous devoir tout d'abord faire remarquer que, malgré leur nature cellulo-fibreuse dense, ces tractus sont imprégnés d'une quantité relativement considérable de sérosité ; il suffit de laisser la pièce exposée quelques heures à l'air pour les voir s'effiler vers leur partie moyenne, prendre une forme de sablier. Bientôt ils se rompent ; les deux bouts se ratatinent et deviennent presque invisibles pour qui ne les a observés dès le début.

Nous ne sommes pas d'ailleurs les seuls, tant s'en faut, à avoir constaté ces brides. Elles sont admises par M. le professeur Richet (2) dans un mémoire sur

(1) Bonnet, *loc. cit.*, t. II, p. 135.
(2) *Mémoires de l'Académie de Médecine*, t. XVII, p. 86.

les tumeurs blanches. Nous les trouvons notées dans une observation de la thèse de M. Duval (1) où il est dit que les surfaces articulaires (fémur, tibia) sont adhérentes en quelques points au moyen de tissu cellulaire. Bonnet n'est pas moins explicite à propos d'une autopsie d'arthrite aiguë faite trois mois après le début des accidents : « Le fémur et le tibia sont unis par une multitude de brides fibreuses adhérentes à l'un et à l'autre. Ces brides étaient rouges, vasculaires (1). » Et l'on en trouverait sans doute encore d'autres exemples dispersés çà et là dans les observations.

Dans les cas qui se sont présentés à notre examen, les tractus étaient blanchâtres, d'apparence non vasculaire. Lorsqu'on leur fait subir une traction directe avec la pince, ou indirecte en imprimant un mouvement articulaire, on les voit bientôt se rompre sans trace d'élongation antérieure. Dans un cas cependant, sur une pièce absolument fraîche, ils nous ont paru jouir d'une certaine extensibilité. Ils ne permettent le mouvement qu'en raison directe de leur longueur et de leur siège d'implantation. Il existe à cet égard des variétés plus faciles à comprendre qu'à exposer.

Ces tractus fibreux intra-articulaires ont un siège d'élection : c'est en général à la périphérie des cartilages qu'on les rencontre; parfois cependant ils

(1) *Sur la fausse ankylose du genou*, par E. Duval. 1863, p. 52.
(2) Bonnet, *loc. cit.*, t. II, p. 202.

peuvent se montrer au centre même de l'article. A cette différence de siège répondrait peut-être une différence pathogénique.

Les tractus périphériques devraient surtout leur existence à une synovite. Partis de la synoviale, des vaisseaux se sont avancés peu à peu sur les surfaces osseuses (1), les cartilages ont disparu et de véritables bourgeons charnus ont pris naissance.

Quant aux tractus centraux, leur mode de formation a été mis en lumière par MM. Ranvier et Cornil, à propos de l'arthrite chronique par contiguité de l'inflammation : « Cette forme d'arthrite est importante en ce sens que le cartilage de revêtement est affecté d'une façon très notable, tandis que la synoviale ne présente pas encore de lésion appréciable.... Les cartilages présentent des érosions plus ou moins profondes, dont la surface est nue ou recouverte par un tissu connectif de nouvelle formation » (2). Mais on les observe également dans l'arthrite fongueuse comme il résulte des lignes suivantes empruntées aux mêmes auteurs (3) : « A côté des parties cartilagineuses exubérantes qui forment des îlots plus ou moins réguliers, on voit des bourgeons charnus ou du tissu fibreux en voie d'organisation. »

Nous avons tenu à insister sur l'existence de ces cordes fibreuses, isolées pour ainsi dire au centre

(1) Richet, *Mém. Acad. Méd.*, loc. cit., Pl. II, fig. 2.
(2) Ranvier et Cornil, *Manuel d'histoire pathologique*, t. I, p. 412.
(3) Ranvier et Cornil, *Loc. cit.*, p. 427.

d'une articulation, dont les autres parties peuvent être saines (Exp. 1), ou modérément altérées, parce qu'elles nous paraissent éclairer d'un jour tout nouveau certains cas de guérisons vraiment merveilleuses succédant immédiatement à une rupture accidentelle.

Synoviale. — Nous avons vu dans les pages précédentes que, d'après MM. Ranvier et Cornil, les altérations de la synoviale ne sont pas toujours le premier fait de l'arthrite, et que la membrane séreuse peut être encore indemne, tandis que les cartilages sont plus ou moins altérés et que des tractus fibreux inter-osseux sont déjà en voie de formation. Mais il ne faudrait pas conclure de cette indépendance relative à une indépendance absolue. Par sa richesse vasculaire, par sa structure propre, elle est un terrain tout préparé pour l'inflammation, et l'on peut dire qu'il n'existe guère d'ankylose où la synoviale ne présente pas quelque modification. Il est vrai que ces altérations sont parfois insignifiantes : c'est un point dépoli, c'est une légère plaque indurée, c'est une petite colonne fibreuse faisant relief à sa face interne. Mais bien souvent aussi elles jouent, dans l'immobilité articulaire, un rôle considérable et qui n'a pas échappé aux observateurs. Tous ont décrit avec soin ces synoviales épaissies, indurées, qui ne sont plus qu'un véritable manchon fibreux, collé contre les os et les fixant intimement l'un à l'autre (Richet).

Ces descriptions sont tellement classiques que nous n'y insisterons pas. Par contre, nous tenons à fixer un moment l'attention sur l'état des culs-de-sac examinés en particulier.

C'est à ce niveau que la séreuse possède sa plus grande vascularité (Richet) ; c'est à ce niveau qu'elle jouit de sa plus grande mobilité (Sappey), mobilité indispensable pour l'accomplissement régulier des mouvements. Que ces culs-de-sac soient fréquemment malades, qu'ils soient le siége de lésions plus avancées que partout ailleurs, qu'ils disparaissent absolument dans les cas de synovites chroniques, ce sont autant de faits qui sont acquis à l'histoire des arthrites et que M. le professeur Richet, en particulier, a mis hors de doute ; mais nous avons dû aller plus loin et nous demander si l'on ne pouvait pas observer une synovite isolée des culs-de-sac, ou, pour mieux dire, s'il ne pouvait pas rester en ce point des traces partielles d'une arthrite terminée partout ailleurs par le retour *ad integrum*. Le hasard nous a procuré une pièce qui semble démonstrative à cet égard, corroborée qu'elle est par l'observation IX.

Nous voulions préparer pour nos élèves particuliers une synoviale du coude par injection solidifiable. Le cul-de-sac péri-olécranien se laissa distendre, mais prit un aspect bosselé tout-à-fait bizarre. Nous pratiquâmes la section longitudinale de l'articulation, et nous fîmes fondre le liquide injecté en plongeant la pièce dans l'eau tiède. Nous pûmes constater alors l'existence de 8 à 10 brides se portant d'un feuillet de la synoviale à l'autre. Nous n'avions observé au préalable aucun fait anormal dans les mouvements de l'articulation; ces brides ne gênaient donc en rien. Mais il nous semble naturel d'admettre que si elles eussent été plus courtes, plus serrées, elles eussent entraîné une perte partielle des mouvements de flexion.

Ne faudrait-il pas chercher dans cette voie la raison d'être de ces raideurs si faciles du coude, du genou, qui cèdent peu à peu aux mouvements, comme on voit les douleurs de la pleurésie s'éteindre, bien qu'à l'autopsie on constate encore l'existence d'adhérences devenues lâches et grêles. Nous ne pouvons présenter cette dernière opinion que sous toutes réserves. Par contre nous pouvons affirmer que la synovite adhésive des culs-de-sac, lorsqu'elle est ancienne, lorsque les adhérences sont solides et la fusion complète, constitue par elle-même, et en dehors de toute autre altération prononcée, un obstacle absolu à la plénitude des mouvements (Expérience III).

Ligaments. — Les modifications survenues dans la structure et parfois la direction des ligaments jouent un rôle considérable dans la production des immobilités articulaires passagères ou permanentes.

Nous n'avons pas ici à nous occuper de ces états purement transitoires, désignés par Malgaigne sous le nom de petites raideurs; les grandes raideurs seules doivent nous arrêter. Nous devons faire remarquer toutefois que le processus morbide intime est le même. Il s'agit d'une infiltration plastique avec prolifération cellulaire (1), mais tandis que dans les cas légers le retour *ad integrum* s'obtient, dans les cas graves, au contraire, les changements anatomiques évoluent sans interruption et aboutissent à la destruction complète du tissu ligamenteux qui fait place à un tissu cicatriciel.

Il eût été intéressant sans doute de rechercher par quel mécanisme interviennent, pour arrêter les progrès du mal, non les mouvements précoces et à petites doses journalières dont l'effet est facile à saisir, mais ces mouvements brusques introduits par Malgaigne dans le domaine de la thérapeutique, et qui lui permettaient « d'avoir des succès à faire

(1) Grâce aux savantes recherches de M. le professeur Sappey (*Traité d'anatomie descriptive*, t. I, p. 467), on ne considère plus aujourd'hui les ligaments comme des parties privées de toute vascularisation; on sait, au contraire, qu'ils sont richement pourvus de tout ce qui assure une vitalité active, et l'on s'explique facilement leur fréquente inflammation.

Le début est marqué par une infiltration séro-gélatineuse qui porte tout d'abord sur le tissu lamineux cellulaire interstitiel, puis envahit bientôt les fibres lamineuses du tissu fibreux, qui se gonflent et perdent leur aspect nacré. Tout ou partie du ligament semble transformé en une masse molle, translucide, lardacée, dans laquelle on reconnaît une prolifération cellulaire évidente, et même, si le cas est aigu, une infiltration abondante de leucocytes. La résolution s'accompagnera de la production d'un tissu lamineux abondant, ayant des propriétés analogues au tissu cicatriciel (*Dict. encyclopédique des sciences méd.*, art. LIGAMENT, par Hénoque, p. 564).

pâlir les Dames blanches (1) ». Comment agissent ces distensions brusques? Que se passe-t-il au moment de ces douleurs subites et aiguës suivies immédiatement du jeu naturel de l'article? N'y a-t-il qu'élongation, que changement moléculaire? Se produit-il quelques ruptures? Autant de questions que nous pouvons soulever sans pouvoir les résoudre. Et d'ailleurs, sont-ce bien les ligaments qui sont seuls et toujours en cause? Ne faudrait-il pas faire une certaine part aux adhérences de la synoviale, peut-être même aux adhérences des surfaces osseuses par tractus fibreux. Nous ne pouvons, comme nous avons déjà eu occasion de le dire précédemment, présenter cette manière de voir que sous toutes réserves, mais nous croyons devoir le faire sous peine de manquer aux données de l'anatomie.

Mais laissons de côté ce point de pathologie pour envisager les altérations ligamenteuses telles qu'on les rencontre dans l'ankylose confirmée.

Ces modifications peuvent se ranger sous trois chefs : Elles portent, en effet, soit isolément, soit plus souvent simultanément, sur la structure, le volume, la direction.

Les altérations de structure nous sont connues : parfois c'est la sclérose du tissu interfasciculaire, et rien de plus, mais bien plus souvent c'est la disparition partielle ou complète de l'élément ligamen-

(1) *Loc. cit.*, p. 64.

teux et son remplacement par un tissu cellulaire dense, en tout semblable au tissu inodulaire adulte.

Du moment où le ligament a disparu, en tant qu'élément anatomique, il ne faut pas s'étonner de le voir disparaître aussi en tant que cordon ou que lamelle nette et distincte. Il perd sa forme, il perd ses limites, et l'on se trouve souvent fort embarrassé, le scalpel à la main, pour dire où il commence et où il finit. Il n'a pas seul, en effet, été atteint par le processus morbide ; la synoviale en dedans, et surtout le tissu cellulaire en dehors, ont subi, eux aussi, un travail de sclérose. C'est ainsi que l'on doit comprendre, croyons-nous, ces mots d'*hypertrophie des ligaments* que l'on trouve dans un certain nombre d'observations d'ankyloses. A dire vrai il s'agit bien plutôt d'un véritable cal fibreux périphérique, où ont été englobés indistinctement, et cela dans une étendue plus ou moins considérable suivant la durée et l'intensité de l'inflammation substitutrice, tous les éléments entourant la cavité articulaire. Nous devons toutefois faire remarquer un fait dont nous ne saurions donner l'explication : Sur certaines pièces d'ankyloses complètes, ou presque complètes, par soudure fibreuse, nous n'avons constaté à la place des ligaments disparus, qu'une mince couche fibreuse, tandis qu'au contraire nous avons noté des masses épaisses de plus d'un centimètre autour d'articulations qu'on aurait pu considérer comme relativement saines, si l'on n'avait examiné que la cavité articulaire. Ces différences tiennent probablement au siège différent, ou pour mieux dire, à la nature première de l'arthrite, mais nous manquons d'éléments pour résoudre la question d'une façon positive.

Une altération même légère de structure entraîne une modification profonde dans le jeu physiologique; et, selon la remarque de Gerdy (1), on peut voir un ligament d'aspect normal à l'œil nu, et qui, cependant, ne sait plus répondre que par la résistance ou la rupture, aux tractions qu'on lui fait subir. A plus forte raison en sera-t-il de même lorsque la destruction du ligament sera complète; c'est alors qu'on voit s'accomplir ces phénomènes de rétraction propres au tissu inodulaire, et qui ont pour conséquence, dans le cas présent, de presser intimement les os l'un contre l'autre s'ils sont dans la rectitude, d'exagérer la flexion, si celle-ci existe déjà.

La transformation des ligaments, au lieu d'être fibreuse, peut être osseuse. Tantôt elle est incomplète : ce sont des stalactites osseuses plus ou moins longues, des plaques isolées (Ollier) ; tantôt, au contraire, il y a véritablement soudure osseuse périphérique, soit par de simples jetées, isolées les unes des autres (J. Cloquet), soit sous forme de cuirasse à peu près régulière (ankylose cerclée des

(1) *Chirurgie pratique complète*, *deuxième monographie des maladies générales*, t. II, p. 96, 97, 101.

vétérinaires). Il serait intéressant de chercher ce que deviennent ces diverses variétés d'ankyloses osseuses périphériques lorsqu'on les soumet aux mouvements forcés ; malheureusement nous n'avons eu à notre disposition aucune pièce de ce genre.

Nous n'avons trouvé la direction anormale des ligaments notée d'une façon précise que dans un fait rapporté par M. le professeur Richet (1). « Dans un cas de rétraction du doigt auriculaire, les deux ligaments latéraux, très rétractés, étaient disposés de telle sorte que, dépassant par leur partie moyenne très tendue, le niveau de l'interligne articulaire, ils maintiennent ainsi fléchis irrévocablement les deux os phalangiens; on pouvait parvenir à redresser le doigt, mais à l'instant même il revenait sur lui-même comme s'il eût été articulé à l'aide de ressorts élastiques. » L'auteur ne dit malheureusement pas s'il existait ou non d'autres altérations de la région.

Lésions extra-articulaires. — Nous avons déjà dit ce que nous entendions comprendre sous ce titre. Nous n'y reviendrons pas.

En première ligne se placent les altérations de ce tissu *cellulaire lâche* qui entoure toutes les diarthroses, et qui est particulièrement dé-

(1) *Thèse de concours pour une chaire de médecine opératoire.* 1850, p. 17.

veloppé du côté de la flexion dans les trochléennes et les condyliennes.

Pour peu que le travail inflammatoire ait franchi les limites anatomiques de l'articulation, nous trouvons ce tissu cellulaire altéré. Il participe à la transformation scléreuse des ligaments avec lesquels il prend des adhérences intimes et contracte une véritable fusion. Cette sclérose est un fait important; car elle peut, dans certains cas, jouer un rôle considérable dans la production de l'ankylose. Tantôt elle est très limitée et ne porte que sur la couche la plus voisine de l'article; tantôt, au contraire, elle s'étend au loin; c'est alors que nous trouvons ces cals fibreux énormes dont nous avons déjà parlé, et dont nous avons observé un exemple. (Voir aux expériences.) Ce tissu de nouvelle formation est un tissu de cicatrice; il ne s'allonge pas par les tractions, il ne se tasse pas par la compression : il se rompt ou s'écrase, fait important dont il faudra tenir compte dans la symptomatologie des entorses des ankyloses.

Mais il est un fait à noter : à côté de la sclérose et parallèlement à elle pour ainsi dire, marchent l'infiltration et l'hypertrophie graisseuses. Nous nous expliquons : tandis que les couches internes participent à la formation de l'ankylose, les couches les plus externes, lorsqu'elles ont été respectées par le travail néoplasique, sont infiltrées de gouttelettes graisseuses. Lorsqu'il existe des paquets adipeux normaux, comme au genou, comme à la hanche, on les voit, s'ils n'ont pas été détruits par le travail inflammatoire, présenter une hypertrophie considérable.

Pour interpréter convenablement les altérations du *système musculaire*, il faut étudier successivement les gaînes tendineuses en rapport avec l'articulation malade, les muscles qui s'insèrent à ce niveau, et enfin ceux qui ont leur implantation à distance .— Les gaînes tendineuses, les bourses de glissement, participent aux altérations du tissu péri-articulaire. Elles seront, comme lui, ou saines, ou envahies par les altérations propres au phlegmon chronique (Ranvier); le tendon pourra donc jouer librement ou, au contraire, être soudé aux parois et faire corps avec elles. — Les muscles insérés au voisinage même des surfaces articulaires (muscles jumeaux, masses épicondyliennes, épitrochléennes) sont quelquefois sains; mais bien plus souvent, alors même que l'ankylose est incomplète, ils présentent les mêmes modifications que le tissu cellulaire voisin, et sont, comme lui, ou sclérosés, ou granulo-graisseux. — Étudiées à distance dans la continuité du membre, les transformations musculaires sont en rapport avec le degré de l'ankylose. Que celle-ci soit complète, et nous aurons au lieu de muscles une sorte de corde tantôt fibreuse, tantôt fibro-graisseuse; qu'elle soit très incomplète, qu'elle présente une véritable mobilité soumise à la volonté, et nous serons en présence de muscles généralement grêles et atrophiés, il est vrai, mais offrant cependant leur structure normale. La longueur de ces muscles restés vivants s'accommode-t-elle à l'étendue des mouvements qui lui sont devenus familiers au point de ne pouvoir céder au-delà d'une certaine extension sans se rompre? C'est un point important, et qui cependant est entièrement passé sous silence par les auteurs. A lire les observations de redressement, même les plus brusques, il semble que toujours les muscles aient dû conserver leur propriété d'extensibilité; car nous ne trouvons signalés nulle part ni ecchymose, ni point douloureux à distance. Pour notre part, nous n'avons jamais non plus noté ces symptômes relativement fréquents, comme on le sait, dans certaines entorses graves : celles du cou-de-pied, par exemple. Nous avons observé une fois dans nos expériences une rupture partielle du triceps huméral, mais on ne saurait rien conclure d'observations purement cadavériques. Nous croyons toutefois que ce point mérite de nouvelles recherches.

Les *aponévroses d'enveloppe* ne sont pas plus que les autres parties molles à l'abri de la dégénérescence et de la rétraction. Ce n'est qu'un fait secondaire, probablement même tardif, mais qui vient encore compliquer le problème en déterminant parfois et par lui seul, sinon l'ankylose, du moins certaines positions spéciales. Telle est du moins l'impression qui reste de la lecture des pages 19, 20 et 21 de la thèse de concours déjà citée de M. le professeur Richet.

Il n'est pas jusqu'à la *peau*, jusqu'au *tissu cellulaire sous-cutané* qui ne puissent être également atteints d'induration avec perte d'élasticité. C'est même à cet état de sclérème qu'il faudrait, d'après M. le professeur Lefort, rattacher cette roideur des membres et des doigts en particulier, qui succède à l'immobilité longtemps prolongée, et dont un massage approprié et fait à temps permet de triompher. Qu'il nous suffise de retenir pour le moment qu'au niveau d'une ankylose complète ou sensiblement telle, la peau peut, en dehors de toute trace ancienne de fistule, présenter une résistance telle à l'élongation qu'elle se rompra plutôt que de céder, si la distension est brusque et subite. (Cas de Louvrier).

Les *vaisseaux et les nerfs* semblent ne pas participer en général à la désorganisation de la partie, et malgré l'attention des chirurgiens fixée dès longtemps sur ce point, l'accord est loin d'être fait. Tandis que la plupart tendent à les considérer comme échappant au travail morbide, quelques observations les signalent soit comme rétractés, soit comme englobés dans les masses périphériques, qui ne pourraient se rompre sans qu'eux-mêmes ne soient lésés (Chassaignac) (1).

Extrémités osseuses. — Les faits de fractures du squelette, survenues pendant des manœuvres de redressement ou à la suite d'une chute, sont trop fréquents pour qu'il n'y ait pas utilité à rechercher

(1) *Mémoires de la Société Anatomique.* 1839, p. 307.

quel est l'état du système osseux au voisinage d'une articulation ankylosée. Pour les ankyloses légères la réponse est facile, le squelette est sain. Mais en est-il de même pour les ankyloses complètes ou serrées. Évidemment non. Lorsqu'on parcourt le Musée Dupuytren, on s'assure bien vite que les os sont presque toujours malades. Mais on ne tarde pas aussi à se convaincre que ces états pathologiques sont éminemment variables d'une pièce à l'autre. Ici c'est l'ostéité condensante de Gerdy : l'extrémité osseuse est hypertrophiée et n'offre que quelques aréoles rares et petites ; là, au contraire, c'est la forme raréfiante qui domine, et cela sans qu'on puisse se rendre compte du pourquoi. Nous n'avons pas été plus heureux dans nos recherches personnelles et nous n'avons noté aucun rapport, même approximatif, entre la nature de l'ankylose et l'état des os.

Nous sommes disposés cependant à admettre qu'il doit exister. Nous savons, en effet, en clinique (Gosselin) que l'arthrite plastique s'accompagne d'hyperostose des têtes osseuses, n'est-il pas naturel d'admettre qu'un travail analogue se passe dans l'épaisseur même des parties. Peut-être aussi conviendrait-il de tenir compte de l'âge du sujet au moment de l'accident initial. Nous nous promettons, quand l'occasion se présentera, de chercher à élucider ce point d'anatomie, qui trouve toute sa valeur lorsqu'on est en face d'une ankylose qu'on se propose de rompre.

Chacune des lésions anatomiques que nous venons de passer en revue peut suffire à elle seule pour entraver le mouvement, mais en général, elles s'unissent plusieurs ensemble pour concourir au même but, et constituer ainsi un état pathologique des plus complexes, et qu'il importe cependant d'avoir toujours présent à l'esprit.

Comme M. Richet le fait remarquer avec raison, la division classique des ankyloses en osseuse et fibreuse, centrale et périphérique, si elle satisfait l'anatomiste, ne saurait répondre aux besoins de la clinique. Pour le chirurgien, l'ankylose est complète ou incomplète. Celle-ci peut elle-même être lâche ou serrée, suivant que l'étendue des mouvements se rapproche plus ou moins de l'état normal. C'est autour de ces trois types que nous désirons grouper autant que possible les altérations observées sur le cadavre.

Ankylose complète. — Soudure osseuse centrale ou périphérique. Soudure fibreuse très-serrée. Rarement conservation de la cavité articulaire. Sclérose périphérique plus ou moins prononcée, mais s'étendant souvent jusqu'aux téguments. Dégénérescence musculaire constante.

Ankylose incomplète très-serrée. — On aura, suivant le cas et probablement suivant la cause et la nature de l'arthrite préexistante, soit un cal cellulo-fibreux interarticulaire, soit une induration périphérique étendue avec transformation des ligaments, soit une déformation des surfaces. Les muscles, les téguments, seront modifiés.

Ankylose incomplète lâche. — C'est ici surtout que les lésions sont des plus variées : brides fibreuses inter-osseuses ; épaississement et adhérences partielles de la synoviale ; induration des ligaments ; rétraction d'un faisceau ligamenteux ; déformation légère des surfaces osseuses. Les parties extra-articulaires (tissu cellulaire, muscles, peau) sont peu ou pas altérées.

DEUXIÈME PARTIE

EXPÉRIENCES CADAVÉRIQUES

L'étude que nous avons entreprise sur les entorses des ankyloses eût été incomplète si nous n'avions cherché, en recourant aux expériences cadavériques, à apprécier les modifications que le traumatisme indirect peut faire subir aux diverses parties d'une ankylose.

Nous exposerons tout d'abord les faits tels qu'ils se sont présentés à nous, nous chercherons ensuite à en tirer quelques conclusions applicables à la pathologie.

La plupart des faits que nous présentons se rapportent à un traumatisme violent; nous avons cherché à atteindre d'emblée les limites du mouvement normal. Dans quelques cas seulement nous avons essayé de reproduire ce qui se passe dans l'entorse légère. Ces derniers essais n'ont pas été heureux en général : ou nous n'avons obtenu aucun résultat appréciable, ou nous avons dépassé le but. Peut-être faut-il attribuer ces résultats à l'état cadavérique qui donnerait aux parties une résistance moindre qu'à l'état normal. Peut-être est-ce la faute des procédés de violence employés par nous. Quoiqu'il en soit, nous donnerons nos résultats tels qu'ils ont été obtenus.

Lorsqu'on expérimente sur le cadavre et en dehors par conséquent de tout renseignement (nous parlons ici des pièces recueillies à l'école pratique et qui ont servi à écrire ce chapitre), on se trouve en présence, comme nous l'avons fait pressentir à la fin du chapitre précédent, de trois cas distincts : Ankylose très peu prononcée. — Ankylose incomplète, mais très serrée. — Ankylose complète.

Ankyloses très peu prononcées.

Expérience I. — Adulte. Genou se fléchissant jusqu'à angle droit, mais pas plus. Pas de craquement, pas de déformation apparente. Flexion forcée brusque. Résistance à peine perçue. Craquement (?). — Rien d'anormal à la périphérie de l'article ; intégrité des ligaments qui paraissent normaux. Au niveau de l'espace intercondylien, en avant des ligaments croisés, implantés à la face interne du condyle externe et se portant au tibia, trousseaux fibreux formant deux petits faisceaux du volume d'une allumette ; ces faisceaux sont rompus à leur partie inférieure. Synoviale un peu épaissie, avec petite plaque blanche au niveau du cul-de-sac latéral externe, saine partout ailleurs.

Expérience II. — Vieillard. Épaule droite très incomplètement ankylosée et ne paraissant telle que lorsqu'on cherche à lui imprimer de grands mouvements. Mouvement brusque et rapide de circumduction. — Capsule normale, intacte. Synoviale épaissie tout autour de la cavité glénoïde et sur la face axillaire de la capsule. Nous ne trouvons aucune autre cause pour expliquer la gêne des mouvements. Malgré le retour de la mobilité il n'existe ni déchirure, ni éraillure d'aucune sorte.

Expérience III. — Adolescent. Coude gauche s'étendant et se fléchissant incomplètement. Flexion brusque ; craquement. — Ligaments latéraux mal limités, intacts. Ligament antérieur renforcé par une couche celluleuse dense, intact. En arrière, déchirure de la synoviale qui est très épaissie et ne saurait être distinguée du ligament sous-jacent. La déchirure est transversale, mesure 1 cent. de longueur et 2 mm. de profondeur. Elle n'est visible que par la face interne. Le cul-de-sac synovial péri-olécranien n'existe plus.

Expérience IV. — Adulte. Coude ; flexion et extension limitées. Tentatives inutiles de flexion forcée. Extension brusque, d'abord modérée, puis violente. Craquement, mobilité latérale anormale, saillie de l'olécrane en arrière. Rupture du ligament latéral interne. Traces de fracture sur l'extrémité inférieure de l'humérus (voir Anat. path. p. 19), effacement partiel de la cavité olécranienne devenue trop petite pour loger le bec de l'olécrane pendant l'extension complète.

Expérience V. — Ankylose très incomplète du genou droit. On dissèque l'articulation avant de la mobiliser. Épaississement du ligament postérieur et des ligaments latéraux qui sont mal limités. Flexion forcée lente. Les faisceaux antérieurs des ligaments latéraux se tendent mais ne se rompent pas. Un craquement. Rupture incomplète du ligament croisé postérieur. Le paquet adipeux est hypertrophié.

Ankyloses incomplètes, très serrées.

Expérience VI. — Ankylose incomplète à angle obtus de la deuxième phalange de l'index sur la première. Cicatrice cutanée, induration du tissu cellulaire sous-cutané. Extension brusque. La peau menace de se rompre; le tissu cellulaire fait corps avec les ligaments latéraux; brides fibreuses nombreuses dans la gouttière du tendon du fléchisseur. Déchirure partielle du ligament externe. Synoviale déchirée au même niveau, épaissie partout. Surfaces articulaires saines.

Expérience VII. — Ankylose incomplète très peu

mobile de la hanche, flexion forcée. Craquement. Capsule fusionnée avec le tissu cellulaire voisin ; pas de déchirures appréciables à l'extérieur. Nombreux trousseaux fibreux allant d'une surface articulaire à l'autre. Un certain nombre sont rompus.

Expérience VIII. — Ankylose incomplète peu mobile du genou, à angle obtus. Dissection préalable. Toute l'articulation est enveloppée dans une sorte de gangue fibro-celluleuse. Hypertrophie considérable du paquet adipeux sous-rotulien. Efforts impuissants pour rompre l'ankylose (les os avaient été sciés et l'on n'avait que peu de prise). Section du tendon rotulien et de la gangue fibreuse au niveau de l'interligne, sur les parties latérales. La flexion ne s'accomplit encore qu'assez difficilement ; elle est sensiblement gênée par la masse fibreuse postérieure qui ne se laisse tasser que difficilement ; on voit en même temps se tendre et se rompre des trousseaux fibreux qui se portent des condyles aux surfaces articulaires du tibia. Quelques-uns vont de la synoviale aux ménisques. — L'état des ligaments croisés n'est pas indiqué.

Expérience IX. — Ankylose peu mobile du coude à angle droit. Une extension douce étend le membre d'une certaine quantité, mais il revient à sa position première. Les ligaments latéraux ne sont pas distincts. Une partie des muscles épicondyliens et épitrochléens fait corps avec eux. En avant et en arrière, accumulation de pelotons adipeux. Flexion forcée. Craquement. Rien d'appréciable à l'extérieur. Extension brusque, violente ; rupture incomplète du ligament latéral interne. Le cul-de-sac synovial péri-olécranien n'existe presque pas et est rudimentaire.

Expérience X. — Genou dans une ankylose rectiligne presque absolue. Flexion forcée impossible si ce n'est avec le secours d'un aide. Rupture du tendon rotulien. La rotule est fixée au fémur par une soudure mi-osseuse, mi-fibreuse ; le cul-de-sac supérieur de la synoviale n'existe plus. Çà et là des tractus fibreux cloisonnent l'articulation ; quelques-uns sont déchirés. Les ligaments latéraux ne sont pas distincts, ils paraissent atrophiés. Il existe des déchirures multiples à la face interne de la partie antéro-interne de la synoviale devenue presque partout fibreuse.

Expérience XI. — Ankylose de l'articulation tibio-tarsienne avec quelques légers mouvements. Cicatrices anciennes indiquant qu'il s'agit d'une ancienne tumeur blanche. Impossibilité de mobiliser. Section de tous les muscles de la jambe un peu au-dessus des malléoles : même fixité. La dissection montre toute la région du cou-de-pied occupée par une masse d'aspect fibreux qui forme une sorte de manchon péri-articulaire. Les tendons sont englobés dans cette masse et lui adhèrent plus ou moins. Le cartilage existe encore par places, dans d'autres points il manque et l'on trouve de l'ankylose fibreuse intra-articulaire.

Expérience XII. — Amputé de jambe à une époque éloignée. Ankylose complète à angle droit avant la section des muscles de la cuisse. Quelque mobilité après cette section. La flexion est rendue impossible par la disparition du cul-de-sac synovial sous tricipital ; il semble que la rotule soit retenue au fémur par un véritable ligament de nouvelle formation. L'extension est arrêtée par la direction anormale des ligaments. Le reste de l'articulation est saine.

Expérience XIII. — Ankylose presque complète scapulo-humérale. Dissection. Il existe une ancienne luxation intra-coracoïdienne. En faisant des efforts de mobilisation, on voit se former des cordes dans le tissu unissant de nouvelle formation. Il est probable que si l'on insistait on amènerait leur rupture.

Ankyloses complètes.

Nous n'en avons rencontré que deux cas méritant ce nom d'une façon absolue et étant privés de tout mouvement même après la section des muscles.

Expérience XIV. — L'une siégeait à la hanche, nous ne pûmes en triompher, non plus que rompre le fémur ; il s'agissait d'une ankylose partie osseuse, partie fibreuse, partie intra-articulaire, partie extra-articulaire.

Expérience XV. — L'autre était au genou et provenait selon toute apparence d'une tumeur blanche ancienne. La rupture du fémur eut lieu immédiatement au-dessus des condyles. Il s'agissait d'une ankylose fibreuse qui même n'était pas très serrée, si l'on ne tenait compte que du cal inter-osseux, mais qui était très puissante lorsqu'on envisageait le tissu inodulaire qui entourait l'article.

Redressement incomplet.

Expérience XVI. — Pouce gauche incomplètement ankylosé au niveau de l'articulation métacarpo-phalangienne. Flexion brusque mais incomplète; craquements, augmentation de la mobilité.

Les téguments sont sains, la capsule fibreuse est épaissie, pas de rupture apparente à l'extérieur. Surfaces articulaires saines. Synoviale raide, collée contre la capsule; petite déchirure de cette synoviale tout contre le métacarpien, du côté de l'extension.

Expérience XVII. — Vieille coxalgie. Ankylose complète. Tentative de redressement partiel. Craquement assez fort. La dissection ne nous montre aucune déchirure ni aucune rupture de l'ankylose qui est de nature fibreuse, tout à la fois intra et extra-articulaire.

Expérience XVIII. — Même résultat négatif pour une ankylose incomplète du genou.

Est-ce à dire que dans ces cas, il ne se produise aucune rupture, nous ne le croyons pas; seulement, au lieu d'un faisceau tout entier, ce ne sont que quelques fibrilles qui cèdent et l'altération échappe à l'inspection à l'œil nu.

Si nous cherchons à interpréter ces expériences diverses et quelques autres que nous ne rapportons pas, parce qu'elles ont été faites après dissection préalable et dans le but d'étudier plus spécialement la résistance de telle ou telle partie, nous constatons que les lésions sont en somme les mêmes que pour l'entorse d'une articulation saine : déchirure de la synoviale; élongation et rupture soit partielle, soit totale des ligaments; tiraillement et tassement du tissu péri-articulaire qui, dans le cas présent pourra se rompre, s'écraser, parce qu'il a perdu toute élasticité. Seulement, nous trouvons à noter de plus la rupture de brides inter-osseuses. Dans le cas où ces brides seraient le seul obstacle au mouvement on comprend qu'une entorse puisse être un agent de guérison immédiat, mais dans ces cas seulement.

On remarquera peut-être que nous n'avons fait aucune mention de l'état, des muscles avant et après les tentatives de mobilisation. Cet oubli est volontaire. Nous n'avons voulu avancer que des faits précis. Or, il est impossible d'apprécier nettement sur des cadavres, souvent plus ou moins altérés, ce qui est le fait de la putréfaction et ce qui appartient à la fragilité de l'atrophie.

TROISIÈME PARTIE

ÉTUDE CLINIQUE

Nous avons appris à connaître les lésions dont la présence se traduit par le symptôme ankylose ; nous avons cherché à déterminer par voie expérimentale ce que deviennent ces obstacles lorsqu'on soumet la partie à des manœuvres brusques de mobilisation. Il ne nous reste plus qu'à transporter ces données sur le terrain de la clinique en analysant les faits qui se sont présentés à notre observation ou dont nous avons rencontré le récit dans les auteurs. Dans cet exposé nous suivrons l'ordre classique, examinant tour à tour : la fréquence, l'étiologie, les symptômes, le pronostic et le traitement.

Fréquence. — Les diverses variétés d'ankyloses ne sont pas également exposées à ressentir les influences du traumatisme indirect. Nous observons ici la même loi que pour l'entorse ordinaire qui, fréquente pour les diarthroses, est exceptionnelle pour les symphises. Plus l'ankylose est serrée, moins elle se prête aux phénomènes de l'entorse ; une ankylose complète ou à peu près complète est généralement en effet, la conséquence de lésions complexes et solides. Il se passe ici, ce qui arrive pour l'articulation sacro-iliaque, pour les articulations du rachis. L'os aura plus de tendance à se rompre que la substance unissante. Ces fractures de voisinage sont fréquentes, nous en avons observé trois faits accidentels, et l'on pourrait en citer un assez grand nombre emprunté aux tentatives de redressement; mais il ne faudrait pas avec Lacroix élever ces faits à la hauteur d'une loi. Nous dirons même qu'il y a de nombreuses exceptions, parfaitement justifiées d'ailleurs par les données anatomiques. Et sans parler des cas de Bartholin, de Cazenave, de Niebs, de Mayor, etc., sur lesquels nous aurons à revenir, nous pouvons et nous devons rappeler l'expérience X.

Étiologie. — Il s'agit en général d'un traumatisme véritable venu de l'extérieur : c'est un faux pas, c'est une chute, c'est un choc plus ou moins violent. Parfois cependant, l'entorse a pris sa source dans une contraction musculaire exagérée (1) :

OBSERVATION I (2)

OBSERVATION CURIEUSE D'UNE ANKYLOSE DISSIPÉE APRÈS 32 ANS DE DURÉE.

Il s'agit d'un artilleur dont le genou s'était ankylosé à la suite d'un rhumatisme général. Il était obligé pour marcher

(1) Voir l'observation XI, p. 75.

(2) *Journal de médecine et de chirurgie pratiques*. 1838, t. III, p. 345.

d'appuyer le genou sur une jambe de bois, soutenant le pied au moyen d'une courroie fixée à la ceinture. Trente-deux ans après, *dans des efforts de vomissements,* il ressentit une douleur très violente avec sensation de craquement dans l'articulation. On fit quelques frictions calmantes. Trois semaines après cet homme marchait sans béquilles, se servant des deux jambes avec la même facilité.

C'est à un mécanisme analogue qu'il faudrait rapporter, d'après M. Littré (1), la plupart des guérisons miraculeuses connues sous le nom de *Miracles de Saint-Louis* (XIIIe siècle). Mais nous devons avouer que, malgré l'ingénieuse interprétation que l'auteur croit pouvoir tirer des faits qu'il rapporte, nous n'y avons rien vu, pour notre part, qui puisse être comparé à de véritables ankyloses. Ce sont des paralysies, ce sont des contractures et non pas des arthrites qui ont ouvert la scène morbide. La lésion articulaire, si tant est qu'elle existât, n'était qu'un fait évidemment secondaire.

Symptomes. — Si l'on veut bien se rappeler la multiplicité et la diversité des lésions, si l'on songe à l'intensité si variable des traumatismes, on comprendra que la symptomatologie de l'entorse des ankyloses ne soit pas une, mais revête au contraire tous les degrés possibles, depuis la douleur légère et fugace, jusqu'à l'impuissance absolue du membre ; depuis l'absence de tout signe extérieur, jusqu'à l'infiltration sanguine la plus considérable.

(1) *Médecine et médecins,* par Littré, p. 112 et suiv.

La *douleur* est de règle absolue et ne manque jamais. Elle apparaît en même temps que l'accident, dont elle est le premier et quelquefois le seul symptôme. Parfois légère, elle est plus souvent déchirante; elle peut être assez vive pour provoquer la chute, comme chez la malade citée par Malgaigne (1), comme dans le fait suivant :

OBSERVATION II

Le 21 avril 1874, entrait au n° 1 de la salle sainte Vierge, dans le service de M. Gosselin, le nommé P..., âgé de vingt-et-un ans. Ce jeune homme, de bonne santé générale, raconte qu'il y a deux ans environ, à la suite de fatigues répétées, il ressentit, dans les deux genoux, des douleurs assez vives pour être obligé de garder le lit. Il se relevait bientôt, mais jamais les mouvements n'ont repris leur intégrité; il ne souffre pas, mais il ne peut fléchir la jambe au delà de l'angle droit.

La veille de son entrée en voulant se baisser, il ressentit tout à coup une douleur atroce dans le genou droit, douleur qui entraîna sa chute. Une fois à terre, il resta un moment presque sans connaissance. Biertôt cependant il put se relever et se fit apporter à l'hôpital. Ce n'est pas en effet la première fois que semblable accident lui arrive : trois fois déjà, depuis un an « il a eu quelque chose de décroché, » et chaque fois il a vu son genou enfler et devenir douloureux.

Au moment où on l'examine, dix-huit heures après l'accident, le malade déclare ne plus souffrir, même lorsqu'on imprime des mouvements au membre, pourvu qu'on ne cherche pas à faire la flexion forcée. Il n'existe ni point douloureux localisé, ni ecchymose. Pendant les mouvements communiqués, on perçoit quelques légers frottements fins. M. Gosselin pense qu'il s'agit de la rupture ou du tiraillement de brides fibreuses développées aux dépens de la synoviale.

(1) *Leçons d'orthopédie*, p. 209.

Le sujet eut un peu d'hydarthrose, qui céda assez facilement au repos. Il quittait l'hôpital au bout d'une quinzaine n'ayant rien perdu ni gagné dans l'étendue des mouvements. Mais M. Gosselin pense que si les accidents se répètent, l'articulation pourra s'altérer de plus en plus par l'effet de ces petites arthrites répétées.

Comme on le voit par cet exemple, il n'existe aucun rapport absolu entre l'acuité de la douleur et l'intensité du traumatisme. Sans doute, les grandes douleurs sont généralement la suite des grandes violences, mais il faut, avant tout, tenir compte de la nature et du nombre des obstacles. L'ankylose, suite d'arthrite légère, ne présentera qu'une faible résistance, la déchirure sera facile ; les effets de la traction seront au contraire disséminés et par suite moins efficaces, s'il s'agit d'ankyloses solides et anciennes.

La durée de la douleur n'est pas moins variable que l'acuité, sans présenter d'ailleurs aucun rapport constant avec cette dernière. Toutes choses égales ou à peu près, les douleurs les plus vives ne sont pas celles qui durent le plus, du moins dans la majorité des cas. Il est bien entendu que nous ne parlons que de la douleur initiale, qu'il ne faudra pas confondre avec celle qui accompagne l'arthrite et peut paraître secondairement.

S'il est facile d'obtenir du malade des renseignements assez nets sur l'intensité et la durée de la douleur initiale, il est à peu près impossible de faire préciser le point où elle a été perçue. Presque toujours ils indiquent toute la région inter-articulaire sans pouvoir déterminer plus spécialement tel ou tel point; ou bien ils obéissent à une idée préconçue et vous expliquent que cela doit être en tel endroit parce que, etc... Dans un cas d'ankylose incomplète, mais serrée, consécutive à une arthrite blennorrhagique du genou, le patient nous a indiqué le cul-de-sac sus-rotulien comme plus particulièrement douloureux. Chez un autre malade, la douleur aurait répondu aux parties latérales du coude. Mais, en somme, nous le répétons, rien de précis.

La recherche par le palper est-elle plus fructueuse? Oui, assurément, mais beaucoup moins que pour l'entorse d'une articulation saine. Les renseignements obtenus par ce mode d'exploration varient d'un sujet à l'autre, ou même sont absolument négatifs (Obs. II). Il n'existe aucun lieu d'élection bien manifeste, ce qu'il était facile de prévoir d'après la dissémination des lésions anatomiques. Il faut d'ailleurs faire la part dans cette recherche de la douleur due aux accidents inflammatoires consécutifs et qui pourrait facilement en imposer lorqu'on n'a pas été, comme dans le fait suivant, à même d'assister au début des accidents.

OBSERVATION III

Au mois de juin 1876, se trouvait, dans le service de M. Guyon, à l'hôpital Necker, la nommée B... Essentiellement scrofuleuse, cette femme présente trois foyers différents de carie: partie supérieure du sternum, cinquième côte droite, jambe gauche. Le coude gauche est le siège d'une tumeur blanche ancienne, actuellement stationnaire qui a immobilisé le coude dans une position demi-fléchie. Un jour elle fait un faux-pas et tombe sur l'avant-bras qui vient appuyer sur le bord du lit. Douleur vive immédiate dans tout l'article. Nous la voyons à la visite du soir, trois heures après l'accident. Elle ne souffre plus; nous palpons tout l'interligne articulaire sans provoquer autre chose qu'une sensibilité vague; mais deux jours plus tard, il y avait douleur diffuse périphérique manifeste avec léger gonflement. La malade voulut quitter l'hôpital et nous ne pûmes suivre son observation. Nous avons appris depuis qu'elle s'était présentée l'année dernière à la Charité, et qu'elle était atteinte à ce moment de fistules multiples au niveau du coude. Nous ignorons s'il faut faire remonter la reprise du mal à l'accident arrivé sous nos yeux.

En même temps que la douleur, le blessé perçoit en général une *sensation de déchirure*, de craquement, quelquefois légère, mais parfois aussi assez considérable pour lui faire croire que l'os est rompu.

OBSERVATION IV

EMPRUNTÉE A CAZENAVE DE BORDEAUX (1).

Le nommé Gallain, âgé de quarante-cinq ans, demeurant rue Taurat, n° 12, étant au service militaire dans le département du Nord, fut atteint, dans les premiers jours du mois de mars 1814, d'un éclat d'obus qui contusionna violemment l'articulation huméro-cubito-radiale, et détacha un lambeau assez considérable dans les parties molles qui recouvrent la partie antérieure de cette articulation. Le malade ne pût recevoir les premiers secours que le lendemain de l'accident, et ce ne fut

(1) *Journal des connaissances médico-chirurg.* 1837, t. IV, p. 199 et suiv.

qu'avec beaucoup de difficultés qu'on parvint à maîtriser les symptômes inflammatoires qui se développèrent.

Dix jours après son accident, Gallain reçut un congé définitif et crut devoir sortir de l'hôpital pour aller auprès de ses parents compléter sa guérison. La fatigue d'un long voyage fait à pied; la négligence qu'il mit à panser une large plaie en pleine suppuration; quelques excès qu'il commit, ne contribuèrent pas peu, à son arrivée chez lui, à aggraver sa position. Le médecin qui fut appelé à lui donner des soins, reconnaissant toute la gravité du mal, prescrivit un régime intérieur convenable, et assujettit la partie malade à un repos complet et à des pansements régulièrement faits. La suppuration diminua peu à peu, la plaie se cicatrisa, mais il resta, avec un gonflement assez considérable des surfaces articulaires et des tissus environnants, une ankylose complète. Le bras conservait alors une position demi-fléchie.

Depuis cette époque jusqu'au mois de septembre 1835, Gallain s'était servi de son membre ankylosé, mais avec assez de peine, lorsqu'en conduisant ses chevaux en promenade, il fit une chute dans laquelle tout le poids de son corps porta sur l'avant-bras malade; la flexion du membre fut forcée. Gallain entendit un *craquement qui lui fit craindre quelque fracture*. Mais quel fut son étonnement lorsqu'en se relevant il vit que les mouvements d'extension et de flexion étaient faciles dans l'articulation malade; que sa main pouvait être portée à sa bouche; qu'il pouvait saisir et poser un chapeau sur sa tête, et que la chute ne lui avait occasionné aucune fracture, pas même la plus légère contusion!

Gallain n'ayant éprouvé aucun mal dans cette chute ne demanda de conseils à personne; et, comme son avant-bras fléchi sur le bras, le gênait beaucoup dans son travail, il profita de la circonstance, non pour exécuter des mouvements, les graduer successivement et remettre l'articulation dans son état normal, mais pour étendre seulement le bras et favoriser par l'immobilité de la partie, une nouvelle ankylose dans cette nouvelle position.

Depuis un an, l'articulation huméro-cubito-radiale est sans mouvement; tout le membre est étendu, et Gallain se trouve encore heureux, d'avoir su tirer parti de son accident pour donner à son membre une position plus commode pour le genre de travail auquel il se livre.

La sensation de craquement ne nous a jamais paru manquer quand la douleur est vive. Elle peut, au contraire, faire défaut, quand celle-ci est très-atténuée, comme on le voit par l'observation suivante :

OBSERVATION V

Au mois de mai 1875, M... entrait à la Charité, dans le service de M. le professeur Gosselin, pour une fracture de la rotule. La guérison se fit sans complication, et le malade quittait l'hôpital avec un cal probablement fibreux, mais solide et ne mesurant pas plus d'un centimètre. L'extension était complète, mais la flexion très bornée et bientôt arrêtée par une sensation douloureuse. Nombre de fois nous avons revu depuis ce blessé, qui travaille dans une imprimerie et qui doit assez souvent se baisser et soulever des fardeaux plus ou moins lourds. A diverses reprises, il fit, nous dit-il, « de faux mouvements » qui provoquèrent de la douleur. Ces petits accidents se sont répétés huit à dix fois dans l'année 1876; depuis, ils sont devenus de plus en plus rares. La douleur a été tantôt plus vive, tantôt plus sourde; une seule fois, il y a un an, elle fut aiguë. Or, tandis que cette fois il perçut un craquement très net, comme une sorte de déchirure qui lui fit même craindre de s'être fracturé de nouveau la rotule, il ne se souvient que de quelques craquements légers sentis autrefois, et seulement lorsque la douleur était prononcée.

Ces petites entorses successives ont d'ailleurs eu des suites différentes. Tandis que les plus légères, celles qui ne se révélaient que par une simple douleur (tiraillement et élongation des parties sans rupture) laissaient le membre dans l'état où elles l'avaient trouvé, les plus fortes, au contraire, amenèrent chaque fois une amélioration légère, mais évidente, dans les mouvements. Quant à la grande crise de 1878, elle fut la seule suivie d'un peu d'arthrite et de l'apparition, trois jours plus tard, d'une légère ecchymose à la région supérieure du mollet.

L'ecchymose est, en effet, un symptôme assez fréquent de l'entorse des ankyloses; toutefois elle est loin d'être constante. Pour qu'elle se produise, en effet, il faut une attrition assez considérable des parties, il faut des déchirures étendues. Si ces conditions sont remplies, elle peut atteindre parfois des proportions considérables.

OBSERVATION VI

Le 15 juillet 1876, entrait au n° 2 de la salle Saint-Jean, à la Charité, dans le service de M. le professeur Trélat, le nommé C... (Jean). A l'âge de neuf ans il a eu une affection du genou droit qui dura de longues années, et à la suite de laquelle des trajets fistuleux s'établirent au côté interne. Il y eut issue d'esquilles. Peu à peu le membre s'atrophiait, le genou se déformait, et il se produisait une ankylose incomplète, ne permettant ni l'extension absolue (le malade marche sur le bout du pied), ni la flexion à angle droit.

Il y a deux jours, le malade fit un faux pas, tomba, et à deux reprises différentes la jambe droite se trouva prise sous la cuisse gauche. Douleur vive avec sensation de craquement. Le malade put cependant se relever et gagner son domicile. Mais dès le soir même le genou devint le siège d'un gonflement douloureux avec impossibilité absolue de la marche et même de la station debout.

A son entrée on constate qu'il existe une légère sub-luxation de la jambe en arrière, avec rotation en dehors. Toute la région du genou est le siège d'une vaste ecchymose qui descend jusqu'à la partie moyenne de la jambe. Tout mouvement volontaire est impossible; mais, en procédant avec douceur, on peut amener la jambe dans l'extension presque absolue et la fléchir de 45 degrés environ. Pendant ces manœuvres, on perçoit quelques frottements rugueux, mais pas de crépitation osseuse. Les seuls mouvements possibles sont ceux de flexion et d'extension. Il existe depuis le soir de l'accident une douleur sourde, spontanée, dans tout l'interligne articulaire, mais plus particulièrement au côté externe du membre. Par le palper pratiqué méthodiquement, on constate l'existence d'un point particulièrement sensible au-dessus de la tête du péroné, au-dessous de la portion reculée de la tubérosité externe du fémur, c'est-à-dire sur le trajet du ligament latéral externe.

On profita de l'accident pour fixer le membre dans l'extension au moyen d'un appareil inamovible; les accidents inflammatoires furent combattus par des applications émollientes, et le 8 août (trois semaines après son entrée) le sujet quittait l'hôpital, s'appuyant sur son pied, mais n'ayant plus que des mouvements de flexion à peine sensibles.

Dans le cas que nous venons de rapporter, l'ecchymose occupait tout le pourtour de l'articulation, et apparaissait dès les premiers jours; mais en général ce symptôme est plus tardif et ne se montre qu'aux points déclives; c'est ainsi que nous l'avons constaté au huitième jour, dans la région axillaire, pour une entorse d'une ankylose de l'épaule; au troisième jour, et à la région épitrochléenne, pour une ankylose huméro-cubitale. L'ecchymose ne saurait rien faire préjuger du siège exact de la déchirure. On ne devra pas moins en tenir grand compte, comme étant la preuve évidente d'un traumatisme sérieux et par suite l'annonce presque certaine d'une arthrite plus ou moins aiguë. De même que dans les cas de fracture et de luxation, l'ecchymose de l'entorse des ankyloses a pour corollaire naturel un œdême plus ou moins considérable dû à l'infiltration sanguine et qui, par son siège aux points déclives et son indolence, ne pourra être confondu avec le gonflement inflammatoire secondaire.

L'apparition de *mouvements anormaux*, ou, si l'on aime mieux, la diminution de l'immobilité, n'est pas la conséquence nécessaire de l'entorse des ankyloses, pas plus qu'elle n'est un symptôme constant de l'entorse ordinaire. C'est un symptôme important et qu'il faut toujours rechercher, car il sera souvent la source principale d'une indication thérapeutique, soit qu'on s'efforce, comme dans l'observation précédente, de provoquer une ankylose moins vicieuse, mais plus complète qu'auparavant; soit qu'on cherche à tirer parti de l'accident et à perfectionner une cure due au hasard.

OBSERVATION VII (1)

Madame Naudier, âgée de quarante-deux ans, eut à l'âge de dix ans un engorgement inflammatoire du genou droit, qui se termina par l'ouverture de plusieurs abcès; la jambe se fléchit peu à peu et forma bientôt avec la cuisse un angle de 70°. Des praticiens furent d'avis d'amputer ce membre; d'autres conseillèrent d'attendre. On attendit. Au bout de deux ou trois ans, les douleurs, qui avaient été très vives, s'affaiblirent et disparurent; la malade put se remettre à marcher en s'appuyant sur deux béquilles. Depuis, l'état de madame Naudier n'avait subi aucune modification; le membre dévié restait indolent, mais

(1) Duval, *Revue des spécialités et des innovations médico-chirurgicales.* 1840, n° 3, p. 133,

amaigri, faible, chétif. La malade marchait, mais très difficilement, au moyen d'une canne à crosse. Au mois de mai 1838, elle vint me consulter; je lui trouvai la jambe fléchie sous un angle de 40 à 45 degrés. La rotule était soudée sur le condyle externe du fémur, auquel elle se trouvait adhérente par un pédicule assez large. On la voyait comme relevée de dedans en dehors et ne touchant aucunement au condyle interne.

Les mouvements de l'articulation étaient très obscurs.

Pendant qu'on fabriquait la machine à traiter madame Naudier, cette malade fit une chute sur le genou, dans laquelle la cuisse se replia sous elle. Elle entendit craquer l'articulation, fut relevée en proie à des douleurs atroces. Quelques minutes après, le genou grossit considérablement et se couvrit d'un large ecchymose qui gagna bientôt le haut de la jambe et le quart inférieur de la cuisse. En examinant le membre, je trouvai les mouvements plus étendus et la mobilité de la rotule tout-à-fait rétablie. Les moyens antiphlogistiques dissipèrent l'inflammation, et l'on put appliquer la machine extensive. Cette machine agit tellement vite et bien, qu'en six semaines la jambe fut complétement redressée. Madame Naudier marche comme si elle n'avait jamais eu de fausse ankylose.

Complications. — Nous ne possédons aucun fait de complication immédiate dans les entorses purement accidentelles des ankyloses. Nous n'avons jamais rencontré ni dans les faits qui se sont présentés à nous, ni dans les observations que nous avons dépouillées, aucun exemple de lésions concomittantes du côté du squelette ou des parties molles. C'est donc à titre d'exception que nous rapportons le fait suivant emprunté à la thèse de concours de M. Richet, et que nous n'hésitons pas à ranger, malgré l'absence de renseignement précis, parmi les traumatismes de cause indirecte, tant il présente d'analogie avec les faits de Voillemier (1), de Bonnet, de MM. Verneuil (2), Tillaux (3) etc.

OBSERVATION VIII

Au mois de juin 1848, le nommé Henri Théodore, âgé de cinquante et un ans, d'une assez bonne santé antérieure, reçut une balle qui lui traversa l'articulation huméro-cubitale. Il en résulta une longue suppuration qui finit par se tarir, mais laissa après elle une ankylose complète.

Le 30 décembre 1849, cet homme entra à la Pitié pour s'y faire traiter d'une fracture de l'olécrane qui était le résultat d'une chute qu'il avait faite sur le membre ankylosé. M. Michon, utilisant cet accident qui avait rendu à l'avant-bras une certaine mobilité sur le bras, prévint la formation du cal par des mouvements imprimés chaque jour au membre malade, avec douceur et modération.

Mais ce que le hasard n'a pas fait, la pratique des rebouteurs d'une part, la machine de Louvier de l'autre, l'ont produit : Ici ce sont les téguments qui se déchirent (4), les vaisseaux qui se rompent ou tout au moins s'oblitèrent consécutivement ; là c'est un condyle du fémur qui est arraché (5), ou une luxation en arrière du tibia qui se confirme (6). Il nous est donc permis de penser que les mêmes complications peuvent se présenter dans l'entorse acci-

(1) *De l'ankylose rectiligne du coude*, par Pourat ; thèse de Paris, 1861, p. 32.

(2) *Société de Chirurgie*, 1862.

(3) Thèse de Pourat, p. 39.

(4) Mémoire de A. Bérard, *loc. cit.*

(5) *Bulletin de la Société Anatomique*. 1840, p. 13.

(6) *Ibid.*

dentelle, et lui imprimer de suite un véritable cachet de gravité.

Quant aux complications secondaires, elles se résument toutes en un mot : Arthrite traumatique. Nous aurons à insister dans un instant sur le caractère particulièrement grave qu'elle peut revêtir dans certains cas donnés. Qu'il nous suffise de faire remarquer pour le moment qu'elle est de règle toutes les fois que l'entorse présente une certaine importance. Elle se traduit ici, comme toujours, par l'impuissance des mouvements, les douleurs, le gonflement, la chaleur, et, si la cavité articulaire existe, par un épanchement liquide plus ou moins abondant. Signalons à ce propos que nous avons vu, dans un cas, l'hydarthrose du genou revêtir une forme tout à fait anormale déterminée sans nul doute par les modifications anatomiques de la synoviale et de ses culs-de-sac.

OBSERVATION IX

En janvier 1876, le nommé F... entrait dans le service de M. Desormeaux, à Necker, pour une hydarthrose du genou consécutive à une chute. En l'examinant, nous fûmes frappé de l'asymétrie de la région. Tandis que le cul-de-sac latéral interne est à peine appréciable, le cul-de-sac externe, au contraire, offre un volume considérable. Le cul-de-sac supérieur a un aspect bosselé et comme lobulé. La rotule n'est que médiocrement soulevée, malgré la quantité de l'épanchement. La fluctuation est d'ailleurs nette, et se transmet dans tous les sens. En interrogeant le malade, nous obtenons les renseignements suivants : à l'âge de vingt ans (il en a trente-cinq aujourd'hui), il eut une arthrite traumatique du genou avec épanchement. La guérison fut longue à obtenir, — il parle de trois et quatre mois; — le liquide ne s'était jamais reproduit depuis, mais il était resté de la raideur. Il marchait bien, mais ne pouvait courir. Nons ne parvenons pas à faire préciser quelle était l'étendue de ses mouvements. Tel était son état, lorsqu'il y a trois jours, en voulant descendre à la cave, il fit un faux pas et tomba la jambe demi-fléchie sous lui. Il lui sembla que quelque chose se déchirait; il se releva avec peine, put gagner sa chambre, mais quelques heures après il devait se coucher, et depuis il n'a plus quitté le lit.

Le repos, les vésicatoires, la compression amenèrent la guérison rapide en dix-huit jours. Mais il se servait encore mal de sa jambe quand il partit pour Vincennes.

PRONOSTIC. — Rechercher les conséquences éloignées d'une entorse atteignant une articulation ankylosée, tel est sans conteste le point le plus important de notre sujet. Nous ne nous dissimulons pas que pour le résoudre d'une façon absolue, il faudrait une expérience qui nous manque, et avoir pu, pendant de longues années, suivre un même sujet. Plus d'une fois, en effet, nous avons dû reconnaître que les malades nous fournissaient des renseignements erronés ou douteux sur un passé qu'il nous aurait importé de connaître. Quoiqu'il en soit, nous espérons tirer de l'analyse attentive des faits un certain nombre de données importantes.

L'entorse peut laisser une ankylose dans l'état où elle l'a surprise; elle peut être une cause d'aggravation ou bien, au contraire, constituer un mode accidentel de guérison; elle peut enfin devenir le point de départ d'accidents graves qui pourront conduire à la perte du membre et peut-être même à la mort du malade.

L'état stationnaire de l'ankylose ne peut s'observer, croyons-nous, qu'après une entorse légère et de peu d'importance (1). Il est difficile, en effet, d'admettre qu'une arthrite de quelque intensité puisse évoluer dans une articulation déjà malade sans y laisser de trace. Nous ne possédons pas de faits assez nombreux pour poser ce principe en règle, mais nous devons dire que sur douze cas d'entorses suivies d'arthrite vive, nous n'en avons aucun avec retour *ad integrum*.

Par contre, sur ces douze cas nous en comptons six avec aggravation manifeste. Nous pouvons entre autres citer le suivant :

OBSERVATION X

Au mois de février 1874 rentrait dans le service de M. Gosselin, à la Charité, un blessé qui en était sorti cinq semaines auparavant. Travaillant au chantier des Tuileries, il avait, à la fin de l'année 1873, reçu une poutre sur la région du genou et avait été atteint d'arthrite aiguë très grave. Nous manquons de détails sur cette première affection ; toujours est-il qu'il avait quitté l'hôpital dans un état satisfaisant, mais avec flexion de la jambe très gênée, bien que possible dans une certaine étendue (environ 70 degrés, dit le malade). La veille de sa rentrée, il fait une chute, ressent une douleur vive dans le genou avec craquement manifeste. Il se relève avec peine et se fait transporter à l'hôpital. Nous pûmes l'observer pendant près de trois mois. Ce ne fut qu'au prix des plus grands efforts qu'on triom-

(1) Il ne faudrait pas en conclure que la réciproque fût vraie et qu'une entorse de faible intensité fût toujours sans danger.

pha d'une arthrite des plus aiguës. Quand ce blessé quitta le service, c'est à peine si la jambe exécutait quelques légers mouvements, malgré des manœuvres de massage faites tous les deux jours.

Il en fut de même chez un de nos camarades aujourd'hui docteur.

OBSERVATION XI

A la suite d'une chute faite dans sa jeunesse, il avait conservé une certaine difficulté à étendre complètement le genou gauche. Dans une rixe, il voulut lancer un coup de pied; il ressentit aussitôt une douleur vive qui lui fit jeter un cri, mais ne persista pas. Il put rentrer chez lui et monter son escalier sans peine; mais le lendemain il fut pris d'hydarthrose aiguë. La guérison fut longue; la résorption ne fut obtenue qu'avec peine, et, lorsqu'il voulut marcher, il constata que si le membre était devenu rectiligne, il avait par contre beaucoup perdu du côté de la flexion. Son état s'est amélioré; mais aujourd'hui encore, trois ans après cette entorse, il déclare avoir moins de mouvements qu'autrefois.

Cette observation nous conduit naturellement à parler des guérisons partielles ou totales d'ankyloses consécutivement à une entorse. Chez notre camarade, en effet, le premier résultat de l'entorse fut l'extension possible, et peut-être que, si au lieu de marcher et de négliger les premiers avertissements de la douleur, il avait de suite gardé le repos, son entorse eût-elle eu un résultat simple et même favorable.

Nous avons vu du reste à propos de l'observation V que M*** a gagné un peu après chaque petit accident. Nous avons constaté les mêmes améliorations progressives chez un adulte qui avait une ankylose incomplète du cou-de-pied, suite de fracture sus-malléolaire, et qui, à deux reprises différentes avait eu de l'entorse de la région en voulant franchir un fossé. On pourrait citer, nous n'en doutons pas, nombre de faits analogues ayant trait à des ankyloses, suite d'arthrite franche (traumatisme, propagation).

Quelques observations rapportées par les auteurs tendent à prouver que l'entorse peut être un véritable mode de guérison et que le hasard fait parfois des cures vraiment merveilleuses. Comme ces observations sont, pour la plupart, consignées tout au long dans le Mémoire de M. le professeur Richet sur le traitement des ankyloses (p. 119 et suiv.), nous nous contenterons de les résumer ici très-brièvement.

OBSERVATION XII (1)

Un certain Éric glisse sur la glace, et dans sa chute se luxe le coude gauche. La luxation fut prise pour une fracture et soignée comme telle. Il y eut escharre étendue. Martinus Sinius voit le malade, reconnait l'affection véritable, mais, en présence des accidents existants, renonce à toute réduction. Le cubitus reste luxé et sans mouvement. Un an plus tard le malade fait une chute de cheval; le bras malade porte contre le sol; la réduction s'opère et la guérison a lieu.

OBSERVATION XIII (2)

Ankylose rectiligne des deux coudes à la suite d'abcès et

(1) *Thomæ Bartholoni historiarum anatomicarum rariorum centuria prima*, 1654.

(2) *Jobi a Meck'ren chirurgi amstelo-domensis observationes medico-chirurgicæ*, 1682.

d'ulcérations péri-articulaires. Chute sur le sol. Rupture de l'ankylose du côté correspondant; retour des mouvements normaux.

OBSERVATION XIV (1)

M. le docteur Niepse, de Mâcon, a rapporté à la section du congrès médical de Lyon l'observation d'une jeune fille atteinte depuis six ans d'une ankylose du genou et qui, à la suite d'une chute violente en bas d'un escalier, a vu disparaître son mal tout en conservant quelques mouvements articulaires.

OBSERVATION XV (2)

M. Expert, âgé de cinquante et un ans, eut, à la suite d'une plaie pénétrante du genou, une arthrite aiguë terminée par ankylose rectiligne. Un an et demi plus tard, M. Expert fut violemment projeté hors d'une voiture où il se tenait debout. « La chute eut lieu sur le genou ankylosé. M. Expert ne se fit aucun mal et se releva complétement guéri. »

De ces quatre cas, il convient de rapprocher les observations I, IV, VII, VIII. Nous avons tenu à rapporter ici ces huit faits parce qu'ils sont les seuls exemples connus de guérison d'ankylose par rupture accidentelle. Nous ne chercherons pas à les discuter et à faire remarquer que quatre seulement méritent réellement ce nom. Par contre, nous ferons observer que sur ces huit faits, six se rapportent à des ankyloses de cause traumatique. La nature de l'arthrite antérieure nous semble, en effet, être un des grands

(1) Richet, Thèse de concours, p. 119. (Nous n'avons pas pu nous procurer l'original)

(2) *Journal des connaissances médico-chirurgicales*, t. IV, p. 199.

éléments du pronostic, si même elle n'en est pas le principal.

C'est avec un terrain mauvais que nous voyons un traumatisme léger, et qui serait sans doute insignifiant dans une autre circonstance, devenir le point de départ d'accidents plus ou moins graves.

OBSERVATION XVI

En 1875, nous avons suivi pendant plusieurs mois, à la consultation de la Charité, dans le service de M. le professeur Trélat, un malade âgé de quarante-cinq ans, et dont l'histoire peut se résumer de la façon suivante : Tumeur blanche du genou dans l'enfance. Ankylose complète dans une flexion marquée; d'où nécessité d'un appareil pothétique pour la marche. Il y a dix ans, à la suite d'une chute sur le genou, il se forma un abcès froid à la région externe; on en voit encore actuellement les cicatrices. Il y a six mois, l'espèce de béquillon dont il se sert pour marcher vint à glisser, et tout le poids de son corps porta brusquement sur le membre malade, qui tendit à fléchir. Il y eut une douleur sourde sans aucun craquement. Le malade ne prit pas garde à ce petit accident et continua à aller et venir. Peu à peu il remarqua que les douleurs augmentaient, que le genou se déformait, qu'à la partie interne apparaissait un certain gonflement. Nul doute, au moment où nous le voyons, qu'il ne s'agisse d'une poussée de fongosités.

La succession des faits nous paraît trop nette pour être mise en doute.

OBSERVATION XVII

Marie C..., salle sainte Cécile, à Necker 1876, vingt-six ans. Ankylose incomplète du genou droit, suite de tumeur blanche ancienne. Flexion forcée de la jambe par suite d'un faux pas en descendant un escalier. Douleur immédiate, pas de craquement. A partir de cette époque, réapparition des douleurs et du gonflement. A son entrée à l'hôpital, on constate l'existence d'une arthrite fongueuse qui ne céda qu'avec peine aux pointes de feu, à l'immobilité et à la compression.

Si l'on s'en rapportait aux malades, on pourrait multiplier à l'infini ces exemples, car il est rare qu'ils n'invoquent pas soit une chute, soit un coup direct pour expliquer la reprise du mal. Il est probable, et nous l'accordons volontiers, que dans un certain nombre de cas, il y a erreur de la part du patient, mais nombre de fois aussi, le rapport de cause à effet est trop manifeste pour qu'on puisse le mettre en doute.

Il n'y a rien là d'ailleurs qui doive nous surprendre. Ne voyons-nous pas en pathologie interne des affections caséeuses du poumon, qui, après être restées stationnaires pendant des années, se réveillent tout-à-coup à la suite d'un refroidissement léger, d'un rhume insignifiant. N'est-il pas naturel qu'il en soit de même de la cicatrice articulaire : qu'un travail inflammatoire nouveau soit provoqué par une cause quelconque et nous retrouverons, à moins que l'économie tout entière n'ait subi des changements considérables, la physionomie du premier processus dans la nouvelle évolution morbide.

Ce que nous venons de dire de l'ankylose, suite de tumeur blanche, existe également pour l'ankylose rhumatismale. L'arthrite première était de nature plastique, l'arthrite secondaire, celle que provoque l'entorse, le sera également. C'est ce que nous avons pu observer en particulier dans le fait suivant.

OBSERVATION XVIII

Au mois d'août 1875, nous eûmes occasion de voir, dans le service de M. le professeur Trélat, le nommé J..., âgé de vingt-cinq ans, que nous avions connu atteint de rhumatisme blennorrhagique au commencement de 1874, dans les salles de M. Gosselin. L'épanchement avait été modéré, mais la synoviale s'était indurée et lorsqu'il quitta la salle sainte Vierge, il était porteur d'une ankylose incomplète. (La jambe pouvait être ramenée à angle droit, mais pas davantage). — C'est encore pour une arthrite qu'il se présente à la salle saint Jean, mais il s'agit cette fois d'une cause traumatique. Il aidait à décharger du bois lorsqu'une poutre échappant des mains de ses camarades le renversa. La jambe malade fut prise sous la jambe saine et fortement pliée. Il ressentit une douleur excessive qu'il rapporte à la région rotulienne et plus particulièrement au voisinage du tendon du triceps. Il dut cesser son travail, et, comme le genou enflait, il se fit apporter dès le lendemain à l'hôpital.

Toute la partie antérieure du genou est sensible à la palpation. La recherche de la fluctuation est tellement pénible qu'on doit y renoncer. Les mouvements communiqués réveillent une douleur aiguë.

Le lendemain il existait une ecchymose étendue de toute la région articulaire.

L'arthrite fut combattue par les moyens appropriés. Lorsqu'elle parut éteinte on imprima aux membres des mouvements réguliers; mais ce fut en vain : l'ankylose était devenue presque absolue et c'est à peine s'il se produisait une légère flexion. —Nous avons revu ce jeune homme; malgré des efforts réguliers, continués pendant plusieurs mois, il n'a pas retrouvé sa première mobilité.

La même marche progressive de l'affection se montre chez ce malade opéré par M. Lannelongue, et dont nous avons parlé au début de notre travail.

Elle existe, bien qu'à un degré atténué, mais manifeste cependant chez le malade qui fait l'objet de l'observation II.

L'importance pronostique de l'arthrite d'une part, de la nature de l'ankylose de l'autre, ressort nettement du tableau suivant qui résume en quelques mots l'histoire de vingt malades que nous avons suivis assez longtemps pour éviter les causes d'erreur.

Degré de l'arthrite.	*Nature de l'ankylose.*	*Résultat.*
8 fois absence d'arthrite. .	2 ankyloses traumatiques. . .	Amélioration.
	1 ankylose rhumatismale. . .	État stationnaire.
	5 ankyloses suite de tumeur blanche.	1. État stationnaire. 4. Reprise d'accidents.
6 fois arthrite légère. . . .	3 ankyloses traumatiques. . .	2. État stationnaire. 1. Aggravation.
	3 ankyloses suite de tumeur blanche.	1. État stationnaire. 2. Reprise d'accidents.
6 fois arthrite aiguë. . . .	2 ankyloses traumatiques. . .	Aggravation.
	2 ankyloses rhumatismales. .	Aggravation.
	2 ankyloses suite de tumeur blanche.	1 aggravation. 1 reprise d'accidents.

De ces faits nous croyons pouvoir conclure

que le pronostic de l'entorse des ankyloses variera avec l'intensité de la cause, avec l'étendue des délabrements produits, mais aussi et surtout avec l'état général du blessé et la nature de l'arthrite première. Négligeable jusqu'à un certain point chez l'ancien blessé, l'entorse mérite attention chez le rhumatisant et devient tout à fait sérieuse chez le scrofuleux.

Nous voyons, en effet, dans le tableau précédent que sur sept ankyloses traumatiques, deux s'améliorent et une reste stationnaire, tandis que sur dix ankyloses suite de tumeur blanche, nous ne comptons aucune amélioration et seulement deux états stationnaires contre neuf reprises d'accidents fongueux. Nous ne possédons, il est vrai, que trois cas d'ankyloses rhumatismales, mais nous les voyons tous trois s'aggraver à la suite de l'entorse.

Est-il besoin d'ajouter que le temps écoulé depuis l'affection initiale ne devra jamais être perdu de vue. Plus l'ankylose est jeune, et plus il existe au sein des tissus de cellules embryonnaires non encore transformées, plus les capillaires sont abondants et gorgés de sang, plus en un mot l'inflammation sera facile et étendue. Car les mêmes conditions, qui seraient favorables au traitement méthodique et raisonné de l'ankylose, deviennent, en face d'une entorse aveugle et brutale, une complication des plus sérieuses.

Traitement. — Il doit s'adresser au fait actuel, il doit prévoir l'avenir.

L'immobilité complète immédiate est de toute nécessité. Nous n'hésitons pas à poser en règle absolue qu'elle doit être prescrite d'emblée et observée dans toute sa rigueur pendant les trois ou quatre premiers jours, toutes les fois qu'on se trouve en présence d'une entorse avec craquement et même, s'il s'agit d'une ankylose suite de tumeur blanche, lorsqu'il y a eu douleur un peu vive. L'immobilité est le meilleur moyen d'éviter et de prévenir l'arthrite dont nous avons appris plus haut à redouter les effets. Malheureusement on n'aura que rarement l'occasion d'appliquer le précepte que nous formulons, car, à moins d'accidents immédiats très marqués, on ne sera appelé que lorsque l'arthrite existera déjà. Nous n'avons pas à insister sur le traitement qu'il convient d'établir alors; il est classique.

Mais on ne doit pas seulement éviter et combattre l'arthrite, comme on le ferait en face d'une entorse ordinaire, il faut encore et surtout songer qu'il s'agit d'une ankylose qui a été plus ou moins violentée. Or, nous l'avons dit, deux conditions essentiellement différentes se présentent : il n'y a eu que tiraillement, l'ankylose est aussi serrée après l'accident qu'avant, ou bien, au contraire, une véritable rupture s'est produite, il y a retour plus ou moins complet de la mobilité.

Le premier cas ne donne lieu, à vrai dire, à aucune indication spéciale; tout se borne à surveiller l'arthrite. On devra seulement se rappeler que, s'il s'agit d'une ancienne tumeur blanche, il faudra redoubler de précautions alors même qu'il n'existe aucun symptôme bien menaçant.

Dans le second cas, au contraire, lorsque l'ankylose a été rompue, on ne saurait abandonner le malade à lui-même par cela seul que les accidents inflammatoires ont été évités ou sont éteints. Ce serait laisser au hasard une terminaison qu'il convient de diriger. Quelle différence, en effet, entre cette malade de Duval (Obs. VII) qui, grâce à une machine à extension, retrouvait le libre exercice de son articulation et ce militaire (Obs. IV) qui, après avoir joui de la plénitude presque complète des mouvements, vit peu à peu l'ankylose se reproduire. Le chirurgien doit intervenir, il doit diriger les suites de l'entorse; mais pour cela il faut s'inspirer non du présent, mais du passé du sujet. Nous nous expliquons : la rupture accidentelle d'une ankylose de cause traumatique peut devenir le point de départ d'une amélioration véritable et définitive, mais à la condition expresse d'imprimer des mouvements dès que l'état local le permet; il faut empêcher la cicatrisation des parties rompues; on n'y arrivera que par une gymnastique longtemps continuée. — On devra se conduire de même en face d'une ankylose d'origine rhumatismale; nous devons reconnaître cependant que tous les efforts tentés pour conserver la mobilité restent généralement sans effet. — L'ankylose, suite de tumeur blanche, se prête-t-elle aux mêmes indications thérapeutiques?

L'observation de Duval, que nous citions il y a un instant, semble permettre une réponse affirmative; toutefois, nous croyons qu'il sera plus prudent, en général, de s'abstenir dc toute manœuvre ultérieure et de se contenter, comme le fit M. le professeur Trélat (Obs. VI), de donner au membre une meilleure position. Bien loin de chercher à mobiliser, on s'efforcera plutôt d'obtenir une ankylose plus complète et par suite moins exposée aux traumatismes.

Nous résumerons les indications thérapeutiques, telles que nous les comprenons, en disant :

Les indications présentes seront remplies par le repos, soit simple, soit aidé des anti-phlogistiques, si l'on est en face d'une arthrite menaçante.

Quant à l'avenir, on l'assurera, si l'ankylose est de nature traumatique et rhumatismale, par le mouvement méthodique et gradué; par l'immobilité absolue et longtemps prolongée, au contraire, s'il s'agit d'une ancienne tumeur blanche, car c'est alors surtout qu'il faut craindre de voir éclater ces arthrites, dont on ne triomphe qu'avec les plus grandes difficultés, heureux encore si l'on peut s'en rendre maître.

FIN.

TABLE DES MATIÈRES

Paris. — Imprimerie E. CAPIOMONT et V. RENAULT, rue des Poitevins, 6.

www.ingramcontent.com/pod-product-compliance
Ingram Content Group UK Ltd.
Pitfield, Milton Keynes, MK11 3LW, UK
UKHW021117260726
13994UKWH00002B/916